申康中心现代医院管理系列丛书

上海市级医院智慧后勤管理系统
建设与运维指南

—— 面向更安全、更高效、更韧性和更人性化的管理需求

编　著

上海申康医院发展中心
上海市同济医院
同济大学复杂工程管理研究院

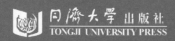

同济大学出版社
TONGJI UNIVERSITY PRESS

编 委 会

主　任：王兴鹏

副主任：陈　睦

主　编：魏建军　赵海鹏　李永奎

参　编：（按姓氏拼音顺序排列）

曹玲燕　陈　妍　崔海骏　杜家希　韩一龙

金人杰　李佳晨　李　君　刘海艳　彭　华

钱丽丽　邱宏宇　任春春　沈宇杨　隋艳林

宋　樱　孙　靖　檀革苗　吴　卓　夏雪菲

徐　诚　张　凯　张之薇

参编单位及参编人员：

上海申康医院发展中心：邱宏宇　金人杰　徐　诚　张之薇

上海市同济医院：沈宇杨

同济大学复杂工程管理研究院：韩一龙　宋　樱　曹玲燕

上海科瑞漫拓信息技术有限公司：钱丽丽　崔海骏

江森自控（中国）投资有限公司：孙　靖　檀革苗　张　凯

上海汉乾信息科技发展有限公司：李佳晨　夏雪菲

中国联合网络通信有限公司上海市分公司：陈　妍　杜家希

上海天跃科技股份有限公司：彭　华　任春春

艾信智慧医疗科技发展（苏州）有限公司：隋艳林　吴　卓

华为技术有限公司：刘海艳　李　君

序

2020 年对医院建设与管理来说是转折之年。其一,新冠肺炎疫情给医院带来了全新命题,我们需要重新思考未来医院的定位、建设需求与管理模式;其二,信息技术的飞速发展给医院带来了全新机遇,5G、数据中心、工业互联网等新型基础设施的大力发展将加速传统医院的数字化转型,我们需要重新思考数字化背景下传统医院的变革方向;其三,在"十三五"规划收官和"十四五"规划布局之年,我们需要深入思考如何规划未来医院的实现路径,使医院能在既有基础上实现突破,以适应新常态、新需求和新趋势。可以说,2020 年是智慧医院建设的真正元年。

智慧后勤是智慧医院的重要组成部分,是实现智慧医疗、智慧服务和智慧管理的重要支撑。但智慧后勤不仅追求技术的先进性,而且关注对医院管理效能的提升。从目前看,安全、高效、韧性和人性化将成为后勤管理的核心要求,也是智慧后勤管理的未来主题。其中,安全是底线,而后勤是支撑医疗服务安全和医疗服务连续性的保障,这也是智慧后勤需要满足的基本要求;高效是目标,医院后勤运营必须支持医院以更精益、更高效能的方式进行运作,以满足患者不断增长的服务需求和外部压力;韧性是能力,是医院对意外挑战的适应能力,恢复正常状态的灵活能力,以及汲取经验应对未来挑战的准备能力,这是智慧后勤管理的"智慧"所在;人性化是使命,是以"医患"为双元中心的医院服务科学的关键灵魂,是智慧后勤的终极落脚点。

自 2010 年以来,上海申康医院发展中心开始推进后勤智能化管控平台,各医院都非常重视后勤管理系统的建设,在医院建筑与能源监测、后勤业务管理与决策支持方面给予信息化支撑,取得了显著效果。但同时也遇到了诸多问题,尤其是技术的不断发展和需求的不断变化所带来的系统性挑战。成功进行数字化转型的组织经验告诉我们,大型信息系统建设与其说是一个信息化问题,不如说是一个理念突破、管理变革和运作转型问题。在智慧医院的发展趋势下,智慧后勤管理系统建设需要在反思以往经验教训的基础上,进行技术框架、实施模式和运营维护上的创新,以突破传统后勤管理系统建设的"惯常轨迹",这也是本指南编制的目的所在。

为了顺利完成本指南的编制工作,上海申康医院发展中心组织大型医院、科研单位、重要企业等组成编写小组,进行了实际调研、多次讨论、意见征询和反复修改,最终成稿。本指南立足上海市级医院实际及最新需求,讨论了医院智慧后勤管理系统的总体理念、架构与功能、规划与设计、部署与应用、维护与升级、建设与运维模式以及运维评价等全过程、全方位的核心问题,并提供新兴技术在智慧医院中的典型应用场景以及典型案例,增加了本指南的适用性和可读性。

感谢本指南参编单位和出版社的大力支持,尤其是感谢编写成员卓有成效的工作。希望本指南不仅为上海市级医院智慧后勤管理系统的建设与运维管理提供全面指引,也为国内的其他医院提供参考借鉴。

上海申康医院发展中心党委书记　主任

2020 年 10 月

FOREWORD

前 言

　　经过 10 年建设,上海市级医院后勤智能化运维系统已经成为医院后勤管理的重要支撑,实现了市级医院"安全、高效、舒适、节能、精细"的运行管理目标。但同时,随着医院发展需求和管理要求的不断变化,以及信息技术的飞速发展,医院后勤运维也进入了新阶段,更安全、更高效、更韧性和更人性化成为新的趋势需求,智慧后勤管理系统建设继而成为新阶段的重要任务。和后勤智能化运维系统建设相比,智慧后勤管理系统的建设与运维更为复杂,新技术和新模式更多,挑战也更大,亟需科学的建设指引。这也是编制《上海市级医院智慧后勤管理系统建设与运维指南》(以下简称"指南")的出发点。

　　为了更好地保障指南的前沿性、实用性和可实施性,上海申康医院发展中心立足上海市级医院的实际情况,组织上海市同济医院、同济大学复杂工程管理研究院、江森自控(中国)投资有限公司、中国联合网络通信有限公司上海市分公司、上海汉乾信息科技发展有限公司、华为技术有限公司、上海科瑞漫拓信息技术有限公司、上海天跃科技股份有限公司和艾信智慧医疗科技发展(苏州)有限公司等机构,组成在该领域具有丰富经验、深度研究和熟悉前沿技术的编写小组,总结既往经验,多次研讨,不断完善,最终形成了本指南。

　　本指南适用于上海市级医院,上海市及国内其他医院可参考使用。指南不涉及由上海申康医院发展中心建设和运营的申康后勤运维评价与促进平台,但考虑了与其对接和集成。指南使用对象包括政府主管机构、医院主管院长、后勤管理人员以及智慧后勤管理系统的开发和实施单位、后勤服务单位、咨询和科研单位等相关人员。本指南可用于了解智慧后勤管理系统建设全过程管理的核心思想、关键内容、主要工作、模式选择和评价方法等。

除基本概念和背景外,本指南主要包括以下内容:

(1)智慧后勤管理系统的架构与功能。主要包括系统架构与系统功能,包括与申康后勤运维评价与促进平台的对接要求,为系统建设提供总体思路和全局认识。

(2)智慧后勤管理系统的规划与开发。主要包括总体规划、信息通信设施基础设计、专业系统层设计、集成中台层设计和应用服务层设计,并进行了扩展预留考虑。其中,集成中台层设计是一项创新,拟解决目前信息和系统孤岛问题,以实现系统的顶层设计和满足灵活拓展需求。

(3)智慧后勤管理系统的部署与应用。主要包括应用实施流程和实施管理工作要点,为系统落地应用提供工作指南。

(4)智慧后勤管理系统的维护与升级。主要包括系统技术运维管理的工作要点、系统应用持续推进要点、异常问题处理机制和迭代升级管理机制,为系统的可持续发展提供工作指南。

(5)智慧后勤管理系统的建设与运维模式。主要包括常见模式、比较分析和总集成商服务模式应用要点等,为系统的全生命周期管理提供组织保障。

(6)智慧后勤管理系统的运维评价。主要包括针对单一医院的内部评价以及市级医院间的横向评价,为系统应用提供基础标杆和持续改进基础。

(7)附件主要为典型的新技术应用场景和应用案例。包括建筑信息模型(BIM)、5G及物联网、区块链、人工智能(AI)技术、智能机器人和智能安防等,为系统建设的新技术应用提供场景借鉴和基本的应用指引。

由于技术和需求都在不断变化,本指南将在使用过程中不断完善并适时更新。

CONTENTS

目 录

1 术语和定义

1. 上海市级医院(Shanghai Municiple Hospital)

本指南指上海市级公立医院,亦即纳入上海申康医院发展中心(简称"申康中心")管理的市级医院,包括综合医院、中医医院、专科医院等医疗机构,目前共 28 家。

2. 智慧医院(Smart Hospital)

智慧医院是建立在物联网、大数据、人工智能及移动通信等新兴技术上,通过跨机构互联互通、流程重塑和医患体验提升、决策机制变革等,实现智慧服务、智慧医疗和智慧管理。

3. 医院后勤管理(Hospital Logistics Management)

是医院物资、总务、设备、财务、基本建设及后勤信息化建设工作的总称,它包括衣、食、住、行、水、电、煤、气、冷和热等诸多方面。

4. 设施管理(Facility Management)

是一门通过整合人员、空间、过程和技术,以确保建成环境实现设计目的、包含多个学科的专业,目的是对设施的保值和增值。

5. 医疗专项设施系统(Medical Special Facility System)

指为了使医院建筑在满足医疗业务要求的同时,更好地为医院医疗运营生产提供服务,以医院建筑为载体,具备特定医疗专项功能的附属设备和配套设施。医疗专项设施系统主要包括净化工程、医用气体、冷冻冷藏、医用物流、污水处理和回收系统等。

6. 中间件(Middleware)

是介于应用系统和系统软件之间的一类软件,利用系统软件所提供的基础服务(功能),衔接网络上应用系统的各个部分或不同的应用,能够达到资源共享、功能共享的目的。

7. 集成中台(Integrated Middleware Platform)

即系统集成数据中间件平台,是专业子系统和后勤管理应用服务的数据桥梁,包括数据采集、数据清洗、数据存储、数据建模、数据可视化管理、数据智能分析和数据接口等功能。

8. 物流系统(Logistics System)

指在一定的时间和空间里,由所需输送的物料和包括有关设备、输送工具、仓储设备、人员以及通信联系等若干相互制约的动态要素构成的具有特定功能的有机整体。

9. 总集成商服务模式(Integrated Service Provider Mode)

指医院智慧后勤管理系统项目立项后,通过招标方式确定一家有设计、施工相关资质,在技术开发能力、项目管理能力、资源整合与协调能力,以及医院后勤管理系统运维能力等综合实力较强的公司,根据项目立项书要求,统一负责规划、设计开发、实施部署、上线运维、系统升级和系统改造的系统建设模式。

10. 建筑信息模型(Building Information Modeling, BIM)

在建设工程及全生命期内,对其物理特征、功能特性及管理要素进行数字化表达,并依此设计、施工、运营的过程和结果的总称。

11. 第五代移动通信技术(5th Generation Mobile Networks, 5G)

最新一代蜂窝移动通信技术,也是继 4G(LTE - A、WiMax)、3G(UMTS、LTE)和 2G(GSM)系统之后的延伸。

12. 物联网(The Internet of Things, IoT)

是互联网基础上的延伸和扩展的网络,将各种信息传感设备与互联网结合起来而形成的一个巨大网络,实现在任何时间、任何地点,人、机、物的互联互通。

13. 区块链(Block Chain)

是一个分布式的共享账本和数据库,具有去中心化、不可篡改、全程留痕、可以追溯、集体维护和公开透明等特点。

14.　人工智能（Artificial Intelligence，AI）

人工智能是研究使用计算机来模拟人的某些思维过程和智能行为（如学习、推理、思考和规划等）的学科，主要包括计算机实现智能的原理、制造类似于人脑智能的计算机，使计算机能实现更高层次的应用。

15.　云计算（Cloud Computing）

一种将可伸缩、弹性、共享的物理和虚拟资源池以按需自服务的方式供应和管理，并提供网络访问的模式。云计算模式由关键特征、云计算角色和活动、云能力类型和云服务分类、云部署模型及云计算共同关注点组成。

16.　边缘计算（Edge Computing）

又称边缘运算，一种分散式运算的架构，将应用程序、数据资料与服务的运算，由网络中心节点移往网络逻辑上的边缘节点来处理。在这种架构下，资料的分析与知识的产生更接近于数据资料的来源，因此更适合处理大数据。

17.　数字孪生（Digital Twin）

充分利用物理模型、传感器更新、运行历史等数据，集成多学科、多物理量、多尺度和多概率的仿真过程，在虚拟空间中完成映射，从而反映相对应的实体装备的全生命周期过程。

18.　微服务（Microservices）

是一种软件架构风格，它是以专注于单一责任与功能的小型功能区块为基础，利用模块化的方式组合出复杂的大型应用程序，各功能区块使用与语言无关的 API 集相互通信。

19.　知识图谱（Knowledge Graph）

知识图谱是 Google 用于增强其搜索引擎功能的知识库。本质上，知识图谱是一种揭示实体之间关系的语义网络，可以对现实世界的事物及其相互关系进行形式化的描述。目前知识图谱已被用来泛指各种大规模的知识库。

2 总 论

2.1 智慧医院的内涵与发展

2.1.1 智慧医院的提出

智慧医院(Smart Hospital)是智慧地球(Smart Planet)的衍生概念,最初是由 IBM 于 2008 年 11 月提出。随后,IBM 又提出了该理念在中国智慧城市、智慧医疗、智慧电力、智慧交通、智慧供应链和智慧银行等六大领域中推广的设想。国家发展改革委联合工业和信息化部等八部委于 2014 年 8 月发布了《关于促进智慧城市健康发展的指导意见》,提出了智慧医院建设的要求。迄今为止,有关智慧医院还没有统一的、权威的定义,不同的组织和企业都尝试给出智慧医院的定义,例如:

(1) 国家卫健委指出,智慧医院的范围主要包括面向医务人员的"智慧医疗"、面向患者的"智慧服务"和面向管理者的"智慧管理"。

(2) 欧盟在《智慧医院》报告中指出,智慧医院是基于流程优化、自动化而建立的资产互联互通的 ICT 环境,尤其是基于物联网技术(IoT),以改善现有患者的医疗流程,并引入新的功能,主要包括远程护理系统、网络医疗设备、识别系统、网络设备、移动客户端设备、互联临床信息系统、数据、建筑和设施等八个方面。

(3) 互联网医疗产业联盟认为,智慧医院是基于移动通信、互联网、物联网、云计算、大数据、人工智能等先进的信息通信技术,建立以电子病历为核心的医疗信息化系统平台,将患者、医护人员、医疗设备和医疗机构等连接起来,通过丰富的智能医疗应用、智能医疗器械、智能医疗平台等,实现在诊断、治疗、康复、支付和卫生管理等各环节的高度信息化、自动化、移动化和智能化,为人们提供高质量的医疗服务。

(4) 麦肯锡发表报告认为,未来智慧医院的内涵应包括以下五大要素:跨机构互联互通、自动化高效运营、全流程重塑体验、大数据驱动决策、持续创新机制。

基于以上观点,本指南认为,智慧医院是一个非常宽泛和开放的更大的系统性概念,是建立在物联网、大数据、人工智能和移动通信等新兴技术上,通过跨机构互联互通、流程重塑和医患体验提升、决策机制变革等,实现智慧服务、医疗和智慧管理;是数字化时代和新兴技术发展的必然产物,但又不仅仅局限于技术的应用。由于医院功能、诊疗技术、服务模式以及信息技术的不断变化与发展,智慧医院是一个不断进阶和演化的过程。智慧医院既受到体制、机制和管理的影响,也必将冲击和改变目前的管理体制、机制和模式。也有专家认为,智慧医院不是在寻求技术上的进步,也不是仅仅追求信息技术应用点的扩充,而是要以信息技术为手段,构建以患者为中心的医疗服务体系,在医疗服务模式上有所突破。

2.1.2 智慧医院的发展

从国内外智慧医院的研究综述梳理可以看出,有关智慧医院的研究大致可分为三个阶段,即第一阶段(2009—2014 年)发文数量缓慢增长、第二阶段(2015—2017 年)发文增长数量逐步增多、第三阶段(2018—2019 年)发文数量大幅增长(图 2-1)。这也反映了最近两年智慧医院的蓬勃发展。

从智慧医院的研究发展趋势来看,国际上以医疗技术研究为重点,阶段性变化不明显,国内智慧医院建设则明显分成三个阶段:信息化建设、医联体建设、智能化建设。国内医院在第一阶段(2009—2014 年)以电子病历为核心,不断完善医院信息化建设,这为后续的院内业务和数据交互、院内外互联、智能化应用落地打下了基础。第二阶段(2015—2017 年),国内医院的重点工作是人口健康信息平台建设和医联体建设,进一步加强院内外信息系统的互联互通和数据共享。第三阶段(2018 年)开始,智慧医院建设进入智能化的全面升级阶段,将云计算、大数据、人工智能和物联网等技术应用于医疗服务领域,围绕患者就医、

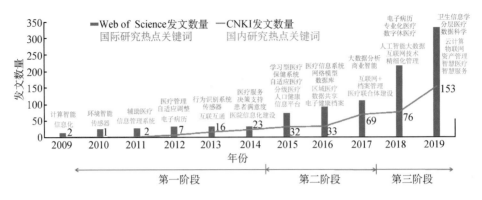

图 2-1   国内外智慧医院研究发展趋势

临床诊疗、医院管理三方面,不断提升患者体验、提高医疗质量、优化医疗体系运行效率。

在政策方面,近 10 年来,国家及地方智慧医院相关政策不断出台和落实,推动了我国智慧医院的发展,具体见附件 1。尤其是 2015 年 11 月,原国家卫计委发布的《智慧医院综合评价指标》,首次提出了智慧医院评价指标体系,为智慧医院的建设指明了方向。2017 年 12 月,又颁布了《医院信息化建设应用技术指引》,规范了二级以上医院的信息化建设,以促进和提升医院信息化技术应用水平。2019 年 3 月,国家卫健委在《医院智慧服务分级评估标准体系(试行)》中要求对应用信息系统提供智慧服务的二级及以上医院开展医院智慧服务分级评估工作,指导医疗机构科学、规范开展智慧医院建设。对于智慧医院的定位评价体系给出了明确意见,尤其是面向智慧管理方面的具体要求。

2.1.3   智慧医院的框架

智慧医院的最终目标是以患者为中心,实现"卓越的医疗服务"。这一最终目标可以分解为智慧医疗、智慧服务和智慧管理三个方面。智慧医院需要了解采用何种技术以及如何应用技术解决方案来实现这三个方面的目标。结合了通信技术、物联网技术、人工智能技术等新兴技术的智能化系统与信息化系统有机结合,使智慧医院集诊疗、管理和决策为一体,成为一个能优化配置医疗资源,持续进行服务创新的高效生态系统。

如图 2-2 所示,智慧医院框架列举了智慧医疗、智慧服务和智慧管理三个方面的一些具体内容,但不仅限于这些内容。

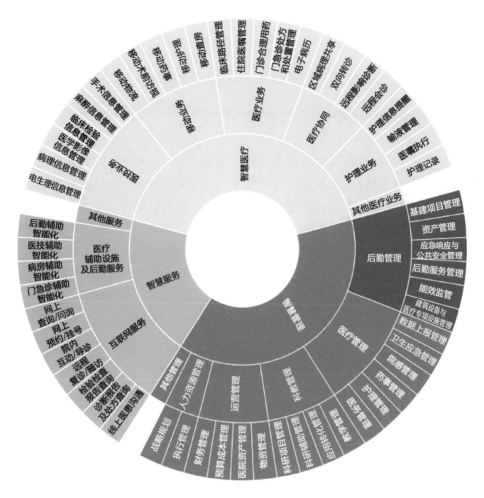

图 2-2　智慧医院框架

(1) 智慧医疗,即面向医护人员的"智慧医疗",以电子病历为中心,包括医疗业务、医技业务、医疗协同、移动业务和护理业务等内容。

(2) 智慧服务,即面向患者的"智慧服务",以患者服务为中心,包括线上预约挂号、线上支付、线上排队查询、智能导诊、线上报告查询、线上咨询和健康管理等内容,以及院内各类医疗空间的智慧化服务,让患者就诊更便捷。

(3) 智慧管理,即面向医院管理层面的"智慧管理",以精细化管理和大数据处理为核心,包括医疗管理、科研管理、教学管理、人事管理、财务管理、后勤管理及安全生产管理等内容的智慧化管理。

2.2　医院智慧后勤管理系统的内涵及发展

2.2.1　医院智慧后勤管理的内涵及其范围

医院后勤管理是医院管理的重要组成部分,是构成医院工作的重要支柱,也是医疗、教学、科研工作顺利完成的可靠保障。国内对医院后勤管理的定义大多是从管理内容或者管理职能角度进行界定的。例如,《医院后勤院长实用操作手册》认为,医院后勤管理主要担负着管理、保障和服务三项职能;《医院建设工程项目管理指南》认为,医院后勤管理是医院物资、总务、设备、财务、基本建设和后勤信息化建设工作的总称,它包括衣、食、住、行、水、电、煤、气、冷、热等诸多方面。而在国际上,更为常用的概念是设施管理(Facility Management,FM),也有意译为运维管理(Operation and Maintenance,O&M)。其是一门通过整合人员、空间、过程和技术,以确保建成环境实现设计目的的,包含多个学科的专业,目的是对设施的保值和增值。狭义上来讲,医院的运维管理是指医院中不同设施、不同建筑以及各类基础设施的运营和维护阶段的管理,重点关注的是运营和维护阶段。广义上来说,是对医院的多种基础设施和多种建筑的全生命周期的管理。

从我国后勤管理的研究情况看,后勤管理的重点也在不断发生变化,大致可分为三个阶段:第一个阶段是 1990—1998 年,主要以后勤改革、市场经济、经济体制、以患者为中心等为研究对象,可认为是后勤改革的起步阶段;第二阶段是 1999—2012 年,主要以社会化服务、后勤服务、后勤保障、后方勤务和成本核算等话题为研究对象,这一阶段后勤社会化成为核心研究热点;第三阶段是 2013 年至今,主要以精细化管理、创新、成本控制和信息化为研究对象,这一阶段可认为是后勤管理的精细化和信息化研究阶段,尤其是 2017 年以后,信息化成为重要的研究热点。

但同时也发现,该领域的研究还比较零散,后勤管理的范围还不清晰,还缺乏较为权威和高质量的研究成果。例如,虽然过去 30 年有超过 1 800 篇相关文献,但核心期刊论文仅有 143 篇,发文质量整体还不高。和设施管理的国际研究相比,一些重要的内容还较少涉及,例如设施管理、全生命周期管理、能源管理、管理绩效、建筑信息模型(Building Information Modeling,BIM)、绿色或可持续管理、标准化管理及基准管理等。

随着医院运行和医疗服务的复杂性不断增长,后勤管理将在医院管理中越来越重要。同时,后勤管理的理念、内容和方法手段也将不断变化,结合过去 30 年我国医院后勤管理的研究发展历程,以及内外部管理环境的变化,后勤管理将有几个重要的发展趋势,具体包括:

(1) 从理念维度看,需要转变传统的后勤管理理念,融入更多新理念,例如设施管理、全生命周期管理、绿色和可持续发展、以医患为双元中心的顾客满意度、供应链管理、标杆管理、精益管理、高效能服务和管理增值等,将后勤管理视为诊疗服务和医院高效能管理的一部分,转变后勤管理系统的传统理念。

(2) 从内容维度看,需要拓展传统的后勤管理内容。通常认为后勤管理包括医院物资、总务、设备、财务和基本建设等内容,但随着医院对后勤管理要求的变化,后勤管理的内涵应进一步扩大。例如应将医院物资、医疗设备、医院资产和后勤服务等管理内容的范围进一步扩大,和诊疗服务进一步融合,减少管理孤岛,充分发挥物资、设备、设施及资产的全生命周期效能。

(3) 从手段维度看,需要提升后勤管理的传统方式。从总体上看,目前医院后勤管理还比较传统和粗放,和医疗服务的飞速发展不适应,也和医患人员日益增长的需求不适应,需要结合智慧医院、远程医疗、物联网、大数据、5G、BIM 及区块链等新技术、新手段和新平台,进行管理手段的提升,从而进一步降低物理空间的影响,实现后勤管理的智慧化、虚拟化和互联化,但目前该方面的研究和实践应用还十分不足。

2.2.2 医院智慧后勤管理系统的发展现状

随着医疗卫生体制改革工作的不断推动以及医患需求的不断变化,对医院后勤管理工作提出了更高的要求。传统管理模式以及人工处理方式越来越难以应对医院的复杂后勤管理专业需求和运营高效能管理需求，运用先进的信息技术辅助医院后勤管理成为必然。在这一背景下，全国医院尤其是上海市级医院开始探索智能后勤管理系统建设。

与一般公共建筑设施管理和物业管理相比，医院后勤管理内容更加广泛，要求更高，智能后勤管理系统的功能也更丰富。经过十余年建设，目前医院智能后勤管理系统基本覆盖了能耗监管、设备管理、资产管理、服务管理、项目管理、空间管理、安保管理、成本与预算管理等后勤业务领域，并开始逐步探索与建筑信息模型（BIM）、物联网、5G 和人工智能等新兴技术结合，向智慧后勤管理系统发展。总体而言，智慧后勤管理系统为医院后勤管理效能和服务水平的提升发挥了重要作用。

但目前后勤管理系统仍然存在诸多问题。例如，各子系统主要由医院自主或专业公司建设与开发，各家数据交换的接口无统一标准，各子系统间很难集成形成一个完整、统一的医院后勤管理系统；系统建设过于强调技术驱动，缺乏最终用户需求驱动，使得部分功能使用率不高，甚至闲置不用；系统更新慢，缺乏对新技术的结合；等等。此外，医院后勤管理组织和管理模式落后，也制约了智慧后勤管理系统的深入应用。

医院智慧后勤管理系统的建设是一个复杂工程，随着新技术的不断涌现，医院管理模式的不断变革，以及管理需求的不断变化，给系统建设带来了更大挑战。这就需要医院后勤管理系统在技术框架、实施模式和运营维护上进行创新，突破传统智慧后勤管理系统建设的"惯常轨迹"，以达到医院后勤管理更安全、更高效、更韧性和更人性化的目标，这也是本指南编制的基本出发点。

2.2.3　上海市级医院智慧后勤管理系统的发展历程

为推进上海市级医院后勤服务改革，引导医院转变传统后勤服务管理模式，提高建筑设备设施的标准化、专业化、集约化管理水平，上海申康医院发展中心（以下简称"申康中心"）自 2010 年起，基于互联网、物联网、大数据等信息技术的整合应用，建立了"后勤智能化管控平台"。后勤智能化管控平台由申康中心总平台和市级医院分平台两部分组成，分别承担不同的后勤管理职能。

市级医院内的后勤智能化管控平台,主要包含实时监控、基本信息管理、数据分析、物资管理、任务管理及系统设置等内容。

该平台的建设与应用分为三个阶段。

(1) 试点建设阶段(2010—2011 年):初步建成申康中心总平台,完成 4 家试点市级医院分平台建设,包括单个医院平台监测点位建设、动静态数据库建设、分析指标建设,还包括试点医院数据在申康中心总平台的集成应用、分析比对和决策参考。

(2) 推广应用阶段(2012—2015 年):逐年在市级医院推广建设,通过平台建立分类数据的对标比较,挖掘动、静态数据的整合应用,梳理后勤数据与服务行为的关联关系。

(3) 决策支持阶段(2016—2020 年):深化总分平台数据的拓展应用,提升为申康后勤运维评价与促进平台,通过数据智能驱动和业务协同,支撑后勤绩效管理、安全管理、节能管理和精细化管理。

2016 年,上海市质量技术监督局依托申康中心,以市级医院后勤智能化管控平台为蓝本,总结经验和建设成果,编发了《医院后勤设备智能化管理系统建设技术规范》(DB31/T 984—2016)(简称《规范》)。《规范》规定了医院后勤设备智能化管理系统的建设要求,它是医院后勤设备智能化管理系统设计、施工、验收和运行维护的基本依据,适用于新建、扩建和改建医疗建筑的后勤设备智能化管理系统。

截至 2019 年年底,市级医院后勤智能化管控平台已经覆盖 20 家市级医院 27 个院区。平台管理主要建筑 502 幢,建筑面积 308 万平方米,管控主要后勤设备设施 1.9 万余台,监测点位总数逾 19 万个(告警点位数 28 602 个,运行状态点位数 35 489 个,计量点位数 125 891 个),每年为近 6 000 万人次的患者及其家属提供了更优质的服务保障。

随着建筑规模和后勤设备设施数量的增加,对后勤信息化建设要求不断提高,申康中心基于市级医院后勤智能化子平台的升级版,在申康中心总平台基础上,开始进行"申康后勤运维评价与促进平台"的规划建设,通过对平台大数据的精准分析与应用,实现后勤数据兼容共享和服务协同,实现医院后勤"安全、高效、舒适、节能、精细"的管理目标。

2.3　上海市级医院智慧后勤管理系统的现状和需求

2.3.1　调研方法与数据收集

本次医院智慧后勤管理系统需求调研主要采用问卷调研的方式。调研问卷包括客观问题和主观问题两大类。客观问题主要填写对象信息、后勤智能管理满意度、医院后勤管理方式、医院后勤管理系统建设模式以及医院后勤智能管理系统建设内容等。主观问题包括医院后勤管理难点痛点、希望建设的后勤智能管理系统内容、希望采用的建设和运维模式、特别关注的创新技术等。

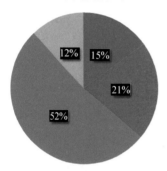

- 后勤副院长
- 后勤部门负责人
- 后勤管理人员
- 其他

图 2-3　调研反馈情况及调研对象组成

本次调研的对象主要为上海市级医院后勤管理人员,包括分管后勤的院长、后勤负责人、后勤的其他管理人员等。共计收到调研问卷有效反馈 135 份,调研对象的具体分布组成如图 2-3 所示,后勤基层管理人员为主要反馈对象,占总调研对象的 52%,后勤副院长占 15%,后勤部门负责人占 21%。

调研对象所在医院的床位规模如图 2-4 所示,500～1 000 床位的医院调

您医院开放总床位数是（单位：张）　单选		占比	数量
500以下		8.15%	11
500~1 000以下		32.59%	44
1 000~1 500以下		23.71%	32
1 500~2 000以下		16.30%	22
2 000~2 500以下		13.33%	18
2 500~3 000以下		2.96%	4
3 000以上		2.96%	4

图 2-4　调研对象所在医院规模

研对象占比最多,占比为 32.59%;其次是 1 000~1 500 床位的医院调研对象,占比为 23.71%;然后是 1 500~2 000 床位的医院调研对象,占比为 16.30%;再次是 2 000~2 500 床位的医院调研对象,占比为 13.33%;500 床位以下医院和 3 000 床位以上医院调研对象占比都较少,调研反馈占比在 10%以下。

2.3.2 现状与需求分析

1) 应用满意度现状

从上海市级医院智慧后勤管理系统建设情况的满意度来看,总体效果较好,总分 10 分,反馈平均分为 7.6 分,如图 2-5 所示。从图中可以出,满意度最低的是后勤部门负责人,平均分为 6.4;满意度最高的是后勤管理人员,平均分超过 8.0;后勤副院长的评分,则居于二者中间,平均分为 7.1 分。

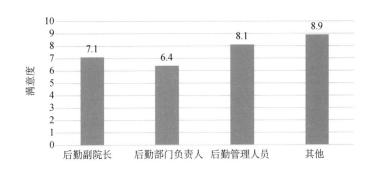

图 2-5 后勤管理智能化系统建设满意度

2) 应用功能现状

上海市级医院智慧后勤管理系统的具体建设情况如图 2-6 所示,建设较好的系统包括后勤服务管理系统(维修报修、设备巡检等)、建筑设备管理系统(楼宇自控系统,如空调、给排水监控等)、安全防范管理系统(视频监控、门禁控制、入侵报警等)和能效监管系统(水电气等的分项计量),系统建设占比分别为 77.04%、76.03%、74.07%和 68.15%;资产管理系统和智能后勤一体化监控平台(后勤集成化管理平台)居于中间,系统建设占比分别为 54.07%和 51.85%。建设较欠缺的内容包括应急响应及公共安全管理(安全报警及应急预案的自动流程管理)、BIM 运维管理、医学装备运行管理、基建项目管理等系统。

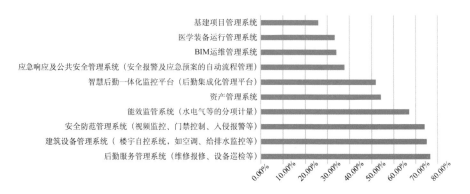

图 2-6 医院后勤管理系统建设情况

建筑设备管理系统监控内容主要以暖通空调系统(包括冷冻站、末端空调设备等)、变配电系统、锅炉系统、电梯系统、公共照明系统和供水系统等后勤机电设备的监控为主,系统建设的占比分别为 82.22％、72.59％、71.85％、65.93％、65.19％和 60.00％,医疗辅助设施系统如医用气体(液氧、空压、负压系统的监测)、排水系统、污水处理(医用污水处理系统及排放指标监测)、净化工程(洁净空调、隔离电源、UPS 等)、医疗环境(医疗公共区域温湿度等监测)、物流系统(气动物流、轨道物流、AGV 小车等系统报警监测)及冷冻冷藏(冷库、药品冷柜、血库等温湿度监测)等系统的监测相对较少,系统建设的占比分别为 54.81％、49.63％、42.22％、38.52％、36.30％、33.33％和 21.48％,如图 2-7 所示。

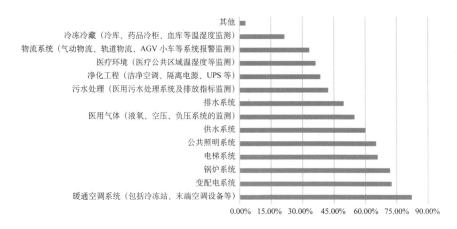

图 2-7 医院建筑设备管理系统建设情况

能效监管系统主要以水电的计量管理为主,实现科室楼层能耗计量的占比约为 59.8%,如图 2-8 所示。

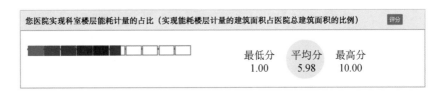

图 2-8　实现科室楼层能耗计量的占比

后勤服务管理系统主要以设备设施台账、物业维修管理、设备设施巡检和物资资产管理等为主,系统建设占比分别为 79.26%、77.78%、74.07% 和 71.11%;其次为房屋资产管理、运送管理、医疗设备资产管理、停车管理和医废管理,系统建设占比分别为 56.30%、55.56%、54.81%、51.85% 和 51.11%;建设较少的为餐饮管理、保洁管理、洗涤管理、绿化养护和护工管理,系统建设占比分别为 47.41%、45.93%、40.74%、34.81% 和 31.85%,如图 2-9 所示。

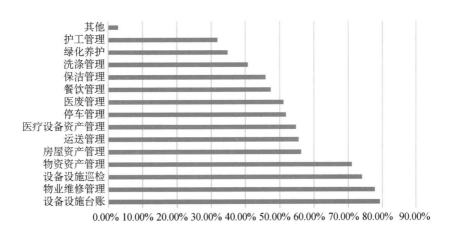

图 2-9　医院后勤服务管理系统建设情况

医院安全监控系统主要以视频监控系统、消防系统为主,系统建设占比分别为 95.56% 和 89.63%,其次是出入口控制系统、人脸识别报警系统以及入侵和紧急报警系统,系统建设占比分别为 77.04%、76.30% 和 65.19%,应急响应系统和实时定位系统相对建设较少,系统建设占比分别为 56.30% 和 26.67%,如图 2-10 所示。

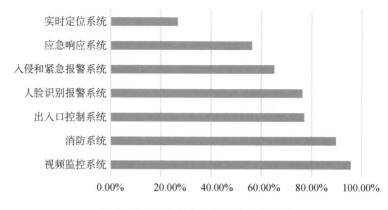

图 2-10 医院安全监控系统建设情况

医疗辅助智能化系统主要以候诊呼叫系统和护理呼应系统为主，系统建设占比分别为 82.22% 和 81.48%，其次为 ICU 探视系统、输液报警系统和手术示教系统，系统建设占比分别为 48.89%、48.15% 和 48.15%，室内导航系统、住院患者跌倒报警系统、婴儿防盗系统和特殊患者定位系统，相对建议较少，系统占比分别 37.78%、31.11%、27.41% 和 20.00%，如图 2-11 所示。

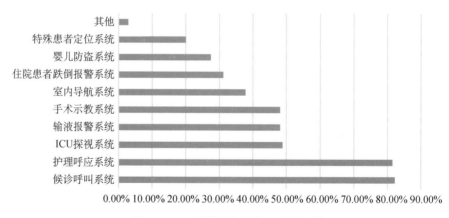

图 2-11 医疗辅助智能化系统建设情况

3）应用模式现状

关于医院智慧后勤管理系统建设及运维模式，目前主要采用的是"咨询、设计与施工分别独立招标、采购，咨询单位负责规划，设计单位负责智能化设计，施工单位负责实施，维保另行委托"的方式，占总调研反馈的62.96%；其次是"智能化总集成服务商模式，总集成商统一规划、设计、施工、维保以及系统升级和技术更新",占总调研反馈的 27.41％；再次是"咨询、设计与施工统一招标、采购,同一单位负责咨询、设计、实施,维保另行委托",占总调研反馈的 20.74％,如图 2-12 所示。

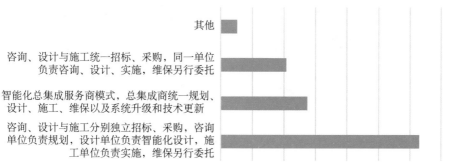

图 2-12 医院智慧后勤管理系统建设及运维模式

关于医院智慧后勤管理系统建设及运维最希望采用的模式,"智能化总集成服务商模式,总集成商统一规划、设计、施工、维保以及系统升级和技术更新"调研反馈占比最高,为 64.44％;其次是"咨询、设计与施工分别独立招标、采购,咨询单位负责规划,设计单位负责智能化设计,施工单位负责实施,维保另行委托",调研反馈占比为 25.19％,如图 2-13所示。

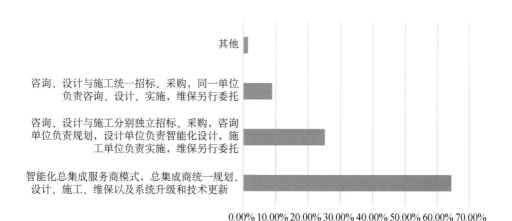

图 2-13 医院智慧后勤管理系统建设及运维最希望采用的模式

从后勤副院长的角度,更希望采用智能化总集成服务商模式,调研反馈占比为 80%,远高于其他两种智慧后勤管理系统建设和运维模式,如图 2-14 所示。

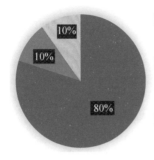

智能化总集成服务商模式,总集成商统一规划、设计、施工、维保以及系统升级和技术更新

咨询、设计与施工分别独立招标、采购,咨询单位负责规划,设计单位负责智能化设计,施工单位负责实施,维保另行委托

咨询、设计与施工统一招标、采购,同一单位负责咨询、设计、实施,维保另行委托

图 2-14 医院智慧后勤管理系统建设及运维最希望采用的模式(后勤副院长)

关于智能化总集成服务商模式的优点和缺点,从调研反馈结果来看,优点占比明显高于缺点。智能化总集成服务商模式的优点,调研反馈平均占比为 62.22%,智能化总集成服务商模式的缺点,调研反馈平均占比为 37.04%,如图 2-15 所示。

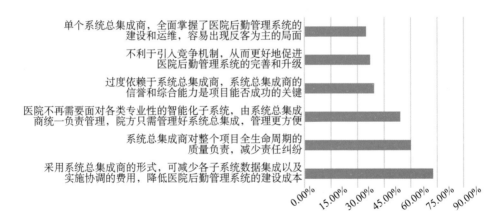

图 2-15 医院智慧后勤管理系统建设和运维模式

4) 应用存在的问题

关于医院智慧后勤建设运维当前最大的痛点和难点,首先是"子系统众多、数据不一致、管理繁杂"和"缺少统一的设备监控和安全管理应急指挥平台",调研反馈占比分别 51.85% 和 48.89%;其次是"医院后勤机电设备系统运行状态不可监控,风险难以预知"和"后勤信息化水平不高、

设备依靠手动管理、人力成本较大",调研反馈占比均为 37.04%;再次是"后勤执行人员技能和素质不高,难以进行后勤改革和提高"和"智慧后勤建设投入不足",调研反馈占比均为 31.85%,如图 2-16 所示。

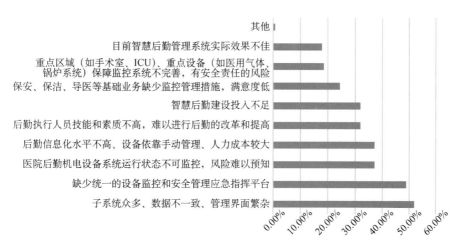

图 2-16　医院智慧后勤建设运维痛点和难点

5) 未来应用需求

关于未来 5 年医院后勤管理工作重点,首先是"医院网络基础设备设施的升级(5G/6G、数据中心)""医院的能源管理(水、电、气、汽等计量管理)"和"医院后勤服务管理(设备台账、报修、保洁、运送、停车等)",调研反馈占比分别为 63.70%、55.56%和 54.07%;其次是"集成中台建设(统一数据集成管理平台,为各应用系统提供数据源)""医院建筑及专业医疗设备的全面监控""安全防范管理系统的升级"和"集成化后勤BIM 运维平台",调研反馈占比分别为 48.89%、45.19%、44.44%和42.22%;再次是"医院资产管理(设备台账、维修保养管理)"和"医院基建管理",调研反馈占比分别为 34.07%和 31.85%;最后是"医院态势感知管理(人流、体温监测、医暴等)"和"医学装备运行管理(医学装备的运行监测和管理)",调研反馈占比分别为 28.15%和 26.67%,如图 2-17 所示。

关于新技术在医院后勤管理中的应用,首先是"中间件集成技术(统一后勤数据集成平台,为各应用系统提供数据支持,方便后勤管理系统的扩展)""后勤大数据平台技术"和"5G 通信技术",调研反馈占比分别为 71.85％、70.37％ 和 68.89％；其次是"BIM 运维管理技术""人工智能技术"和"物联网技术"，调研反馈占比分别为 60.74％、60.00％ 和 57.78％；最后是"现代物流技术""机器人技术"和"区块链技术"，调研反馈占比分别为 36.30％、31.11％ 和 28.15％。如图 2-18 所示。

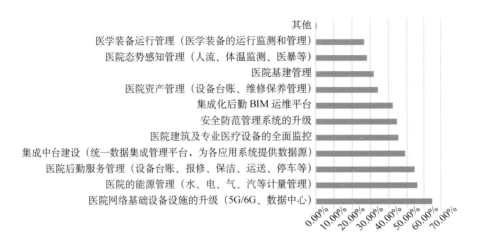

图 2-17　未来 5 年医院后勤管理工作重点

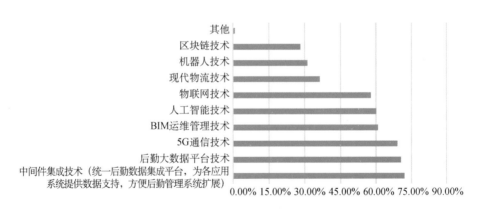

图 2-18　新技术在医院后勤管理中的应用

2.4　医院智慧后勤管理系统建设的总体理念

关于医院后勤管理过程中最关心的问题，首先是安全相关问题，"医院设备安全运行管理及风险控制"和"安防及消防的运行管理及风险控制"，调研反馈的占比分别为 69.63% 和 54.07%；其次是运行效率相关的问题，"医院设备运行成本（能耗及维修成本）"和"后勤人员效率及人力成本"，调研反馈的占比分别为 51.11% 和 42.22%；再次是应对突发事件、应急调度相关的问题，"医院应急预案及应急调度"和"医院空间布局及设备灵活可调整"，调研反馈的占比分别为 40.74% 和 13.33%；最后是人性化相关问题，"医院管理人员及医护人员对医院后勤的评价"和"患者对医院就医体验的评价"，调研反馈的占比分别为 16.30% 和 11.85%。如图 2-19 所示。

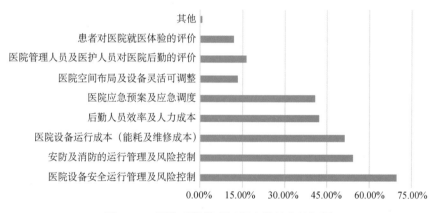

图 2-19　医院后勤管理过程中最关心的问题

COVID-19 疫情对医院后勤管理也产生了重大影响，医院后勤管理关心的问题从疫情前常规安全管理，转向更加注重对突发灾难或者公共卫生事件的应急响应管理。疫情过后，医院后勤管理最关心问题，首先是应对突发事件、应急调度相关的问题，"面对灾难，应急调度指挥能力及灾后恢复能力"和"应急状态下，医院空间布局及设备灵活可调整"，调研反馈的占比分别为 44.44% 和 37.04%；其次是运行效率相关的问题，"后勤与医疗数据融合，双轮驱动，支撑整体医院运营""医院设备的预测性维护，优化运行，提高效率"和"后勤服务远程化、专业化及托管运营"，调研反馈的占比分别为 42.96%、41.48% 和 41.48%；再次是"后勤前移，直接支撑医疗服务及患者体验"和"医院室内环境的安全管理（换气率、正负压、过滤消毒等）"等人性化相关的问题，如图 2-20 所示。

从医院后勤管理所关心的问题，可以提炼成"安全、高效、韧性、人性化"的价值理念。保障医院的运行安全是医院后勤管理的首要条件（安全）。

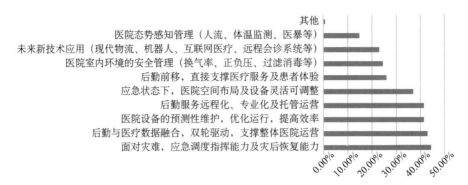

图 2-20　疫情之后医院后勤发展更关注的问题

在此条件下,努力提升运营管理效率,在提高服务质量的同时,降低运维成本(高效)。医院在突发灾难或者公共卫生事件时,应具备应急响应能力,为社会提供公共卫生安全保障(韧性)。医院后勤管理工作,最终的服务对象还是人,应为患者、医护工作人员、医院管理人员提供良好的医疗环境和工作环境(人性化)。"安全、高效、韧性、人性化"作为医院后勤管理总价值理念,应贯穿医院智慧后勤管理系统规划、设计、建设和运维的整个生命周期,这也是本指南的编制理念。

3 医院智慧后勤管理系统的架构与功能

3.1 医院智慧后勤管理系统架构

根据医院后勤智慧化管理需求的调研分析结果,以及信息化、智能化技术(如物联网、5G、中间件、人工智能及云服务等)的发展趋势,建议医院智慧后勤管理系统在逻辑结构上采用三层架构,即专业系统层、集成中台层和应用服务层,如图 3-1 所示。专业系统层是医院智慧后勤管理系

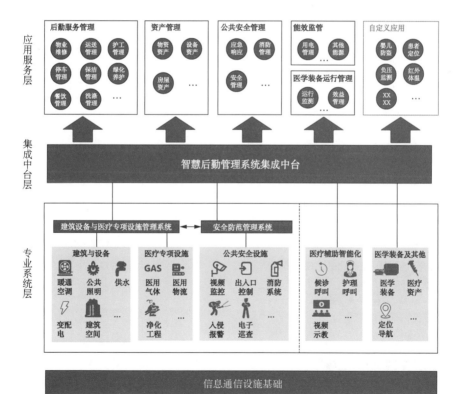

图 3-1　医院智慧后勤管理系统框架

统的信息化基础,也是医院智慧后勤管理的分布式智能化子单元,专业系统层包括建筑与设备管理系统、医疗专项设施系统、公共安全设施系统、医疗辅助智能化系统、医学装备系统等。系统集成中台,是整个智慧后勤管理系统的支柱,负责平台所有数据的采集、录入、清洗、存储、建模和可视化管理等,并对服务层提供各类智能统计、智能分析、智能诊断数据接口。应用服务层是医院智慧后勤管理系统的具体功能应用呈现,面向终端使用者,包括后勤服务管理、资产管理、应急响应及公共安全管理、能效监管、医学装备运行管理及自定义应用管理系统等。

3.2　医院智慧后勤管理系统功能

3.2.1　系统功能设计

根据医院智慧后勤管理系统建设内容的调研结果(见前述图 2-6),医院智慧后勤管理系统主要由后勤服务管理系统、资产管理系统、基建项目管理系统、应急响应及公共安全管理系统、能效监管系统、医学装备运行管理系统、建筑与设备管理系统、安全防范管理系统和 BIM 运维管理系统等管理服务系统组成。医院智慧后勤管理系统功能设计,是基于调研的实际后勤管理应用需求,做具体深化设计。

根据调研需求分析的结果及医院智慧后勤管理系统架构图,医院智慧后勤管理系统的细化功能模块如表 3-1 所示。

表 3-1　医院智慧后勤管理系统功能分项展开表

应用服务层	后勤服务管理系统	物业维修管理
		停车管理
		运送管理
		保洁管理
		餐饮管理
		绿化养护
		护工管理
		洗涤管理

（续表）

应用服务层	后勤服务管理系统	医废管理
		其他
	资产管理系统	物资资产管理
		设备资产管理
		房屋资产管理
		其他
	基建项目管理系统	新建项目管理
		大修项目管理
		零星维修管理
		其他
	应急响应及公共安全管理系统	应急响应系统
		消防管理系统
		安全防范管理系统
		其他
	能效监管系统	
	医学装备运行管理系统	
	物流管理系统	
	BIM 运维管理系统	
	其他管理系统	
集成中台层	系统集成中台	
专业系统层	建筑设备与医疗专项设施管理系统	建筑与设备系统	暖通空调系统
			公共照明系统
			供水系统
			排水系统
			锅炉系统
			变配电系统
			电梯系统
			建筑空间系统
			其他

专业系统层	建筑设备与医疗专项设施管理系统	医疗专项设施系统	净化工程系统
			医用气体系统
			冷冻冷藏系统
			物流系统
			污水处理系统
			其他
	安全防范管理系统公共安全设施系统		消防系统
			视频监控系统
			入侵和紧急报警系统
			出入口控制系统
			电子巡查系统
			其他
	医疗辅助智能化系统		ICU探视系统
			视频示教系统
			候诊呼叫系统
			护理呼应系统
			实时定位系统
			其他
	医学装备系统		
	其他		

3.2.2　系统功能说明

1）专业系统层

专业系统层是医院智慧后勤管理系统的信息化基础,分为建筑、设备与医疗专项设施管理系统、公共安全设施系统、医疗辅助智能化系统和医学装备系统等几个类别。建筑、设备与医疗专项设施管理系统包括暖通空调、公共照明、给水排水、变配电、锅炉、电梯、建筑空间、净化工程、医用物流、冷冻冷藏、污水处理及医用气体等内容的管理;公共安全设施系统包括安防监控系统和消防报警系统两大部分,安防监控系统又包括视频监控、出入口控制、入侵和紧急报警及电子巡查等系统；医疗辅助智能化系统包括 ICU 探视、视频示教、候诊呼叫、护理呼应和实时定位等系统。医学装备系统包括 CT、MRI、DR 等设备系统。具体内容详见4.3 节。

2) 集成中台层

集成中台层是医院智慧后勤管理系统的数据处理中心，是系统建设的核心关键层，包括数据采集、数据清洗、数据存储、数据建模、数据可视化管理、数据分析和数据接口等功能。

系统集成中台层起到承上启下的作用，一方面对接底层各类智能化、信息化子系统，另一方面为上层应用服务层提供数据服务。具体内容详见4.4 节。

3) 应用服务层

应用服务层是面向后勤管理人员的交互应用，包括后勤服务管理系统、资产管理系统、基建项目管理系统、应急响应及公共安全管理系统、能效监管系统、医学装备运行管理系统以及其他公共服务管理系统，医院后勤管理人员通过该部分平台管理医院后勤事务。

应用服务层是基于系统中台层开发的各类应用服务，医院可以根据实际使用的需要，基于系统中台层的数据源，灵活开发、配置各类后勤管理服务应用。具体内容详见4.5 节。

4 医院智慧后勤管理系统的规划与设计

4.1 总体规划

4.1.1 基准对标

个性以共性为基础。医院智慧后勤管理系统作为医院运营的关键组成部分,在探讨个性需求之前,首先需要明确标准规范要求以及业界领先的最佳实践经验。医院智慧后勤管理系统基准对标应至少涵盖以下两部分内容。

(1) 医院智慧后勤管理系统建设标准规范对标。医院是一种特殊的建筑类型,属于关键性场所。对于医院建设国内外都有众多通用建筑标准/专项标准、医疗类建筑标准/专项标准,以及各类医院评审标准。医院智慧后勤管理系统建设前期应针对具体建设内容对相关标准规范进行梳理,明确建设最低基准和应具备的最低功能技术要求。

上海市级医院智慧后勤管理系统建设建议参考的标准包括但不限于:

《医院后勤设备智能化管理系统建设技术规范》(DB31/T 984—2016)

《智能建筑设计标准》(GB 50134—2015)

《民用建筑设计通则》(GB 50352—2015)

《民用建筑电气设计规范》(JGJ/T 16—2016)

《安全防范工程技术规范》(GB 50348—2004)

《视频安防监控系统工程设计规范》(GB 50395—2007)

《公共广播系统工程技术规范》(GB 50526—2010)

《会议电视会场系统工程设计规范》(GB 50635—2010)

《综合布线系统工程设计规范》(GB/T 50311—2016)

《电子计算机机房设计规范》(GB 50174—2008)

《建筑物电子信息系统防雷技术规范》(GB 50343—2012)

《综合医院建筑设计规范》(GB 51039—2014)

《医疗建筑电气设计规范》(JGJ 312—2013)

《全国医院信息化建设标准与规范》(试行)

(2) 医院智慧后勤管理系统建设项目对标。医院智慧后勤管理系统建设还应借鉴已有的成熟经验和教训,针对国内外医院智慧后勤管理系统最佳实践进行对标,分析建设内容、建设投资、具体收益以及经验教训,为医院智慧后勤管理系统建设精准定位打下基础。

4.1.2　建设需求评估

医院智慧后勤管理系统建设应以运营需求为中心,针对每个医院后勤运营的实际情况进行规划设计。但在实际工作中,后勤团队一开始对于具体需求往往是不清晰的,同时不同运营团队的角色对于医院智慧后勤管理系统的需求不尽相同。为了梳理医院后勤运营需求,并在一定范围内达成共识和一致的理解,应由医院不同角色(包括医院管理人员、后期运维人员、医护人员、项目设计咨询人员以及信息、人事、财务等人员)一起举行需求分析研讨会。通过系统建设及运营挑战分析、解决方案讨论、关键场景及应用实例定义等,逐步形成医院不同角色对于医院智慧后勤管理系统的愿景、挑战、解决方案的一致理解和优先级排序,为医院智慧后勤管理系统技术路线规划打下坚实基础。通过医院智慧后勤管理系统建设的不同角色分享,形成对医院后勤建设最终目标的一致理解,确定医院智慧后勤管理系统建设的价值主张。

医院智慧后勤管理系统建设需求评估包括以下 3 个方面的内容。

(1) 建设及运营挑战分析：通过头脑风暴、归类排序、陈述投票等一系列过程确立医院后勤建设运营的主要挑战，帮助医院后勤运营团队梳理后勤管理工作中的主要障碍。

(2) 解决方案讨论：围绕已经定义出来的主要挑战，探讨如何借鉴以往经验或通过创新的方式、方法，利用技术、运营等不同手段应对挑战。从对运营效率的影响、对医护服务质量的影响，以及技术可行性等方面综合评价各种解决方案的优劣，确立医院智慧后勤管理的核心解决方案。

(3) 关键场景及应用实例定义：关键解决方案的具体实现往往不是依赖于单一的技术或运营手段，而是一系列技术、流程和管理方式等的组合。应根据不同医院后勤管理的不同特点，定义不同医院后勤管理的关键场景及应用实例。关键场景及应用实例设计打破了传统上以技术为导向的设计模式，将其转变成为以关键场景为导向的整体规划。

4.1.3 系统顶层架构设计

在建设需求评估后，应将需求评估中达成一致理解的主要解决方案、关键场景及应用实例设计转化为可以实施落地的技术描述（包括但不限于系统组成、系统集成应用逻辑关系、系统集成信息流、关键集成应用实例、整体集成架构、子系统设计要求和造价估算等），并始终以医院后勤管理建设愿景及应对主要挑战为目标，来设计医院后勤智慧管理系统。

传统设计由于受限于技术和市场的限制（不同系统、品牌的产品很难进行交互），往往只能首先确定希望采用的系统，再由设计人员针对每个系统进行设计，最后通过系统集成获取有限的交互功能。这种由下而上的设计方式往往导致系统与系统之间设计理念不一致、集成功能不如人意等问题。

系统顶层架构设计应采用场景还原和自上而下的设计理念，根据需求及规范要求，探讨各种功能的具体实现技术。这种设计方式完全以应用功能为导向，首先完成医院智慧后勤管理系统的顶层技术规划，包含系统组成、系统集成应用关系、系统集成信息流和整体集成架构等，实现有目的地设置系统、规划集成功能和集成方式。随着物联网技术的发展和多功能智能化产品的不断涌现,传统设计理念往往导致重复的功能设置和无效的系统集成(数据、信息都集中在一起,但缺乏实际交互功能)。顶层技术规划可以很好地解决这一问题,打破系统之间的界限,不断寻找最优技术实现手段。

任何一个医院的后勤系统工程建设都需要考虑投入产出比,同时技术在不断进步,需求也不可能一步到位。医院智慧后勤管理系统规划设计一定要考虑这些变化因素,在完成技术规划的同时对成本造价及投资收益进行评估,区分基础同步建设内容、同步可选建设内容、后期可选追加建设内容以及未来升级、扩容空间预留等,以保证医院智慧后勤管理系统建设整体规划超前、逐步实施落地,以及持续改进升级。

4.2　信息通信设施基础设计

4.2.1　通用型信息通信网络

医院通用型信息通信网络一般包括医院内网、医院外网和智能化专网三个部分,如图 4-1 所示。以下从网络类型、网络架构和网络安全三个方面来介绍。

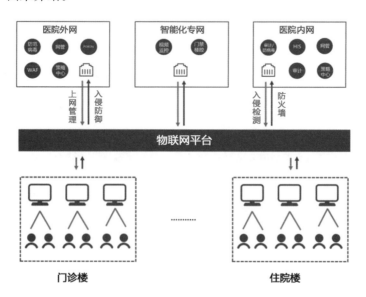

图 4-1　医院网络架构参考

1) 网络类型

计算机网络系统是医院实现自动化办公、自动化通信、数据存储与安全、医疗信息管理和智慧医院等系统的基础。需要保障医务人员交流的畅通、诊疗信息的有效共享，支撑各种高科技诊疗设备的高效协作分工以及各应用系统的简洁管理。医院的网络建设根据业务需求分为医疗内网、医院外网、智能化专网三套物理独立的网络系统。

(1) 医院内网：主要用于医院信息管理系统（HIS）、电子病历系统（EMR）、临床信息系统（CIS）、医学影像系统（PACS）、放射信息系统（RIS）、移动医疗系统以及医疗辅助智能化系统（候诊呼叫、护理呼叫、视频示教、远程会诊和 ICU 探视）等医院信息系统的服务，系统应具备高带宽、大容量和高速率，并具备将来医院信息系统的扩容和带宽升级的条件。

(2) 医院外网：作为医院行政办公、门户网站、对外发布和互联网医学资料查询的主要平台，稳定性和保密性要求低于内网，且接入终端及数据流特点也更为复杂。

(3) 智能化专网：用于医院内建筑管理系统（建筑设备监控、专业设备监控）、能效管理系统、后勤物业管理系统和安全防范管理系统信息的传输，主要为医院大楼管理、安保及后勤部门工作人员使用。

2) 网络架构

网络系统基于 TCP/IP 协议的以太网技术构建，采用星型拓扑架构，根据医院建设规模及业务量，可选择两层（核心—接入）或三层（核心—汇聚—接入）网络架构。对于多楼栋的院区管理，建议采用三层网络架构。医院内网、医院外网和智能化专网具体可做如下设计。

(1) 医院内网：医院内网承载着最重要的医疗信息系统的运行，对网络的带宽、稳定性要求很高，因此网络规划时建议主干选用万兆骨干，千兆到桌面，核心、汇聚交换机配置时考虑冗余，采用双汇聚、双核心的模式；接入—汇聚、汇聚—核心物理链路全部采用双链路链接；数据中心单独配置服务器交换机，双链路万兆接入核心交换机，保障服务器及存储数据的安全。

（2）医院外网：医院外网承载着医院办公系统（OA）、门户网站等系统的运行，因此在规划时建议主干选用万兆骨干，千兆到桌面。

（3）智能化专网：建议主干选用万兆骨干，千兆到桌面；由于智能化专网接入了视频监控、门禁一卡通、建筑设备监控、能效管理、物业管理及智能化系统集成等多个系统，为了避免实时任务在优先权竞争中发生堵塞，提高通信传输实时性，建议采用 VLAN 划分各接入的弱电子系统段，并预留带宽。

另外，随着无线查房、移动护理、输液监控等移动医疗技术在医院的大规模应用，以及医院在提高患者的便捷、舒适度方面的重视，医院无线网络覆盖作为应用的基础，在网络规划时，无线内网、外网应物理独立，且保证全网范围内的无缝漫游，用户负载均衡管理，并实现各业务的逻辑隔离。系统可与有线网络共用汇聚及核心交换机。

3）网络安全

网络安全作为医院网络建设的重中之重，必须满足《信息安全技术网络安全等级保护安全管理中心技术要求》（GB/T 36958—2018）的规定及要求。

根据医院的建设规模及等级，在满足相应等级安全物理环境、安全通信网络、安全区域边界、安全计算环境、安全管理中心及管理部分要求基础上，最大程度发挥安全措施的保护能力。

（1）安全物理环境：安全控制点包括物理位置的选择、物理访问控制、防盗窃和防破坏、防雷击、防火、防水和防潮、防静电、温湿度控制及电力供应和电磁防护。

（2）安全通信网络：安全的网络架构、通信传输和可信验证。

（3）安全区域边界：设置边界防护、访问控制、入侵防范、恶意代码防范、安全审计和可信验证。

（4）安全计算环境：通过各种安全措施，实现身份鉴别、访问控制、安全审计、入侵防范、恶意代码防范、可信验证、数据完整性、数据保密性、数据备份与恢复、剩余信息保护和个人信息保护。

(5) 安全管理中心：具有安全的系统管理、审计管理、安全管理和集中管控的策略。

4.2.2 新型信息通信网络

1）网络架构

新型信息通信网络架构基于 5G 广覆盖/点覆盖、智能物联网络、云计算和边缘计算实现医院内局域网和终端设备的连接以及信息的交互处理。通过 5G 网络、智能物联网络，并在医院内部署边缘计算，即可实现医院信息传输的本地分流；同时通过云计算进行信息处理，能高效满足院内设备互联、信息交互的需求，保证信息安全的同时节约骨干网带宽资源。新型信息通信网络架构详见图 4-2 所示。

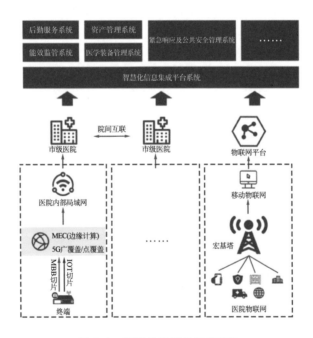

图 4-2 新型信息通信网络架构

2）5G

相对于 4G，5G 以一种全新的网络架构，提供高效频谱利用率以及能效，提供峰值 10 Gbps 以上的带宽、毫秒级时延和超高密度连接，实现网络性能新的跃升。5G 的关键性能指标主要包括用户体验速率、连接数密度、端到端时延、流量密度、移动性和用户峰值速率等。5G 在提升峰值速率、移动性、时延和频谱效率等传统指标的基础上,新增加用户体验速率、连接数密度、流量密度和能效四个关键能力指标。具体来看,5G 用户体验速率可达 100 Mbps 至 1 Gbps,可支持移动虚拟现实等极致业务体验;连接数密度可达 100 万个/km^2,有效支持海量的医疗装备和远程医疗接入;流量密度可达 10 Mbps/m^2,支持未来千倍以上移动业务流量增长;传输时延可达毫秒量级,能满足医疗控制的严苛要求。

3) 智能物联网(AIoT)

智能物联网(AIoT)是以物联为基础、数据创造为纽带、人工智能为驱动的新型智慧信息网络架构,主要包括连接、数据、算法、服务和平台等五个维度的融合,连接更广,颗粒度更细,将海量的连接纳入高效智能的信息网络中。

智能物联网设备及传感器的网络连接方式应是多样的,针对不同特定场景使用不同特定的网络制式。传输方式主要分为两种,长距离无线传输和短距离无线传输。长距离无线传输方式具有传输距离长,便于安装等特点,主要有 2G/3G/4G/5G, B-TrunC, eMTC, NB-IoT, NGB-W 等传输方式。短距离无线传输方式具有微功率,便于安装等特点,主要有 Bluetooth, WiFi, ZigBee 等。

4) 云计算

云计算通过不断进步,已经不单单是一种分布式计算,而是分布式计算、效用计算、负载均衡、并行计算、网络存储、热备份冗杂和虚拟化等计算机技术混合演进并跃升的综合结果。在医院网络内部署云计算平台可帮助实现对硬件资源的虚拟化以及对虚拟资源、业务资源、用户资源的集中管理。自动化并简化资源调配,实现分布式动态资源优化,智能地根据应用负载进行资源的弹性伸缩,从而大大提升系统的运作效率,使 IT 资源与业务优先事务能够更好地协调。

云计算平台需要承载运行不同的行业应用业务,以满足各个业务系统之间的相互独立,互不影响。云计算平台通过虚拟化隔离、VLAN 网络划分、安全组隔离手段保障计算、存储、管理和接入等域的安全隔离。提供包括 CPU 调度、内存、内部网络隔离和磁盘 I/O、虚机存储的安全隔离。提供三权分立的管理,实现系统管理员、安全管理员、安全审计员的权限制衡。

5）边缘计算

边缘计算技术是在靠近用户的位置上提供信息技术服务环境和云计算能力,并将内容分发推送到靠近用户侧(如基站),是应用、服务和内容部署在高度分布的环境中,从而可以更好地支持 5G 网络中低时延和高宽带的业务要求。

5G 引入了控制面与转发面分离架构,转发面支持分布式部署到无线网络边缘,控制面集中部署并控制转发面,从而实现业务按需本地分流。5G 系统架构在本地路由与业务操纵、会话与服务连续性、网络能力开放、QoS 与计费等各方面给予边缘计算全面支持。

通过将物联网传感器数据上传,在智能物联网管理中台进行数据分析处理;通过 5G 网络将平台系统与监控设备以及使用者的操作终端链接,保障平台系统、监控设备及使用终端间高速、稳定地传递信息;通过云计算技术将医疗大数据进行存储、管理与分析。智慧医院后勤面临的数据采集、存储问题,都可以通过新型通信技术得到解决。

4.3 专业系统层设计

4.3.1 建筑设备与医疗专项设施管理系统

根据表 4-1,建筑设备与医疗专项设施管理系统包括建筑与设备系统和医疗专项设施系统两个部分。

1）建筑与设备系统

建筑与设备系统监控管理范围主要涵盖暖通空调系统、供水系统、排水系统、锅炉系统、变配电系统、公共照明系统、电梯系统及建筑空间等,建筑设备监控方式应与建筑设备的运行工艺相适应,实现对各建筑设备系统的远程集中监控、故障报警实时监测,同时还可以对机电设备系统做运行控制,提高机电设备系统的运行效率,在满足医院运营生产需要的同时,达到节能降耗的目的。建筑与设备管理系统应具备建筑空间管理能力,可以从系统上查看各建筑空间的环境状况、当前空间的设备系统运行情况。

建筑与设备管理系统从通信层面上分为管理层网络和现场控制层网络两个层级。管理层网络以综合布线为物理链路,通过标准 TCP/IP 通信协议高速通信,一般包括数据管理服务器、管理工作站、现场便携终端和网络控制引擎等。现场控制层网络采用开放的标准化现场总线(如 BACNET MS/TP 等),将直接数字控制器 DDC、执行器、专业计量仪表等现场设备连接在一起。

建筑设备管理系统具体监控对象及内容,可参见《医院后勤设备智能化管理系统建设技术规范》(DB31/T 984—2016)。

2)医疗专项设施系统

医疗专项设施系统主要是指为了使医院建筑在满足医疗业务要求的同时,更好地为医院医疗运营生产提供服务,以医院建筑为载体,具备特定医疗专项功能的附属设备和配套设施。

医疗专项设施系统主要包括净化工程、医用气体、冷冻冷藏、医用物流及污水处理等。医疗专项设施各子系统可以通过专项软件或者硬件接口接入医院智慧后勤管理系统。医疗辅助设施系统建议监控的对象和内容可参考表 4-1。

表 4-1 专业辅助设施控制对象及内容

序号	内容			控制对象/内容
1	净化工程	环境		室内空气颗粒度、噪声监测等
2				室内温湿度
3		空调机组	风机	运行状态、故障报警、启停控制、手自动状态、变频反馈、变频调节
4			新风管	新风温度、新风湿度、新风阀开度
5			回风管	回风温度、回风湿度、回风阀开度
6			送风管	送风温度、送风湿度
7			滤网	滤网压差
8			水管	水阀开度
9			蒸汽管	蒸汽阀开度
10			加湿管	加湿器开度
11		送排风系统	风机	运行状态、故障报警、启停控制、手自动状态

序号	内容	控制对象/内容		
12	医用气体	氧气系统	末端	流量、压力、报警
13		压缩空气系统	空压机	运行状态、故障报警、启停控制、手自动状态
14			压力罐	流量、压力、报警
15		负压吸引系统	负压吸引泵	运行状态、故障状态、启停控制、手自动状态
16			负压罐	流量、压力、报警
17	冷冻冷藏	环境		温度、温度高报警、温度低报警
18				湿度、湿度高报警、湿度低报警
19		送风系统	风机	运行状态、故障报警、手自动状态
20	物流系统	中型箱式物流	调度控制	发箱调度监控、回箱调度监控、流量监控
21			设备监控	分拣设备状态监控、设备任务执行状态监控、设备故障监控
22		机器人物流	导航调度	规划路径、运行轨迹、停靠点状态
23			设备监控	设备状态监控、运行异常报警监控、部件异常报警
24		气动物流	设备监控	运行状态、故障状态、启停控制、手自动状态、变频反馈、变频调节
25			物流管道	压力、气压高报警、气压低报警
26		轨道小车物流	设备监控	运行状态、运行次数记录、异常报警
27			轨道路线	小车位置、转轨器位置、站点车位占用状态
28	污水处理	设备		运行状态、故障报警、手自动状态
29		排放指标		余氯、逐时逐天排放量

4.3.2　安全防范管理系统

安全防范是指综合运用人力防范、实体防范、电子防范等多种手段，预防、延迟或阻止入侵、盗窃、抢劫、破坏、爆炸及暴力袭击等事件的发生。医院建设的安全防范管理系统是利用传感、通信、计算机、信息处理及其控制和生物特征识别等技术，提高对风险事件感知、延迟或阻止风险事件发生进程的能力，以及提升风险事件处置能力的管理系统。

安全防范管理的特点是"人防""物防""技防"相结合。系统设计时,需要把握好"探测""延迟"和"反应"三个要素以及相关的时序关系,其时序关系可表达为:T(探测)＋T(反应)≤T(延迟),即感知到风险事件的时间,加上安保人员到达事件现场处置的时间,要小于物防设施能延迟风险事件发生的时间。图4-3表达了安全防范管理要素及具体内涵。

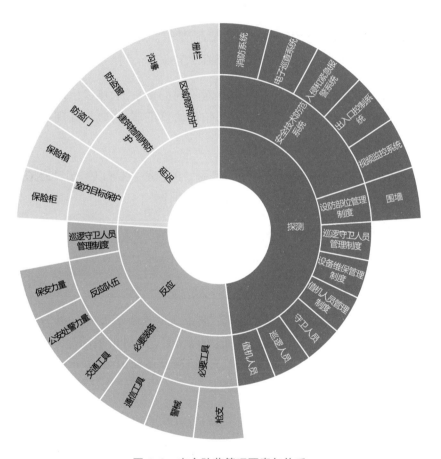

图4-3　安全防范管理要素与体系

其中安全技术防范系统,为本建设指南主要安全防范管理系统。

安全防范管理系统建设需遵循一系列标准,主要包括行业通用标准、专业通用标准、产品标准、基础标准、技术标准、工程标准、公共管理标准及服务标准等。公安部全国安全防范报警系统标准化技术委员会(SAC/TC100)每年会列出现行的国家和公安部颁布的相关标准。

针对上海市级医院安防管理系统建设可参考的标准有《医院安全技术防范系统要求》(GB/T 31458—2015)《公共安全重点区域视频图像信息采集规范》(GB 37300—2018)《公共安全视频监控联网系统信息传输、交换、控制技术要求》(GB/T 28181—2016)、上海市公安标准《医警联网平台》及上海申康医院发展中心的《市级医院安全技术防范系统建设指导意见》等。

系统的设备层一般包括视频监控、门禁控制、入侵报警、电子巡更和消防报警等子系统,以及相应的安防监控中心。

系统接口通信层/中间件可以针对不同的子系统、接口协议和规范提供交换网关,封装不同系统之间通信的协议细节,为数据处理提供标准化交换通道。

数据处理层是医院安全防范管理系统的核心,它可以对接口通信层的数据作及时的处理,完成全局联动和计划任务。

应用层为面向值守人员的管理应用及人机交互界面等,如各种管理业务、电子地图、操作导航等,以及系统权限、系统配置管理等。

1)视频监控系统

视频监控系统为医院安全防范管理系统的重要子系统,可实现医院重点区域和部位的实时视频监控、记录以及案(事)件的追溯等。一般包括视频监控前端设备、传输链路、处理/控制设备和记录/显示设备四部分组成。该系统应满足以下功能要求。

(1) 与安全防范管理系统间的通信协议:应能通过摄像机/存储设备的SDK 开发包,或者通过 ONVIF 协议等实现与安全防范管理系统间的信息传输、交换、控制。

(2) 需要与公安机关连接的,系统传输协议应满足《公共安全视频监控联网系统信息传输、交换、控制技术要求》(GB/T 28181—2016)的要求。

(3) 系统应能采用电子地图和菜单查询等多种方式,标识监控点位的摄像机,包括监控点位的布防图、所在楼宇、楼层的建筑布置图、存储设备布置图,以及入侵和紧急报警、出入口控制等系统联动位置图等。

(4) 可在监控中心或分控端查看到监控摄像机实时视频图像信息、录像视频信息；实时控制快球摄像头的旋转、聚焦、放大和缩小；读取或查询前端设备、中心服务设备等的故障报警信息。

(5) 应能在入侵和紧急报警、出入口控制、消防等子系统触发警报后与视频监控系统联动，进行相关警情的视频复核和现场实时情况显示。报警信息与图像联动响应时间应小于或等于 4 s。

2）出入口控制系统

出入口控制系统为医院安全防范管理系统的重要子系统，可实现对医院重点区域和部位的出入口、通道等的出入进行放行、拒绝、记录和报警等操作控制，其主要由目标信息/凭证（如：钥匙、门禁卡、指纹、人脸和密码等）、前端识读装置、管理控制装置、传输链路和执行装置（如：锁具、闭门器等）等构成。有关出入口控制系统技术的国家标准有《出入口控制系统技术要求》（GB/T 37308—2018）《安全防范工程技术标准》（GB 50348—2018）等。该系统应满足以下功能要求：

(1) 应能通过出入口控制系统 SDK 开发包，基于管理主机数据库等方式，实现与医院安全防范综合管理系统间的传输、交换、控制。

(2) 出入口控制系统应满足紧急逃生时人员疏散的相关要求。

(3) 应具有对时间、地点、进出人员等信息的显示、记录、查询及打印等功能，记录存储时间应大于或等于 180 d。

(4) 可批量修改门禁管理系统相关人员权限，统一下发。

(5) 应在消防系统报警时，联动控制相关部位的控制装置、监控视频系统相关点位的视频，进行复核与出入口控制。

(6) 可在电子地图上实现出入口控制系统的每个门的控制与启闭状态的监测。

3）入侵和紧急报警系统

入侵和紧急报警系统为医院安全防范管理系统的重要子系统，可实现医院重点区域和部位的入侵探测和紧急/突发事件发生时的报警。主要包括前端探测装置(紧急报警按钮、红外、双鉴等探测器等)、传输链路、控制指示设备(网络型/电话型报警主机)等。有关入侵和紧急报警系统技术的国家标准有《入侵和紧急报警系统技术要求》(GB/T 32581—2016)《安全防范工程技术标准》(GB 50348—2018)等。该系统应满足以下功能要求。

(1) 可通过基于 RS485 串口通信的 MODBUS 标准协议、基于防盗报警系统上位机组态的 OPC 协议、基于 RS485 或者以 IP 网络自定义的其他开放协议,实现与医院安全防范综合管理系统间的传输、交换、控制。

(2) 应具有入侵探测、紧急报警、防破坏探测及故障识别等功能。

(3) 应具备各种状态显示功能:正常状态、布撤防状态、告警状态及故障状态等。

(4) 应具备操作权限、全部或部分探测回路设防与撤防、部分探测回路的旁路、瞬时防区和延时防区、添加/更改个人授权代码、查询事件日志、系统复位及向远程中心传输信息或取消等功能。

(5) 应能记录显示,并查询所列事件、控制功能所列编程设置等信息,操作人员的姓名、时间等信息,警情的处理信息,维修记录信息等功能;

4)电子巡查系统

电子巡查系统是安全技术防范系统重要子系统之一,是对保安巡查人员的巡查路线、方式及过程进行管理和控制的电子系统,适用于一切需要针对预定的场所、部位,进行定时、定点巡查的场所。主要由信息标识、数据采集、数据转换传输及管理软件等部分组成。有关电子巡查系统技术的国家标准有《安全防范工程技术标准》(GB 50348—2018)等。

5)消防系统

消防系统是医院消防安全管理的重要系统,其必须遵循国家有关标准规范、政策等进行设计和建设。主要的参考标准包括:《中华人民共和国消防法》《建筑设计防火规范》(GB 50016)《建筑消防设施的维护管理》(GB 25201)《消防控制室通用技术要求》(GB 25506)《医疗机构消防安全管理》(WS 308)(卫健委于 2019 年发布了《医疗和疾控机构消防安全管理指南》)等。

随着安全防范数字化技术和物联网技术的快速发展,安消一体化管理已成为趋势。消防系统作为一个子系统接入安全防范管理系统,以实现安防与消防的统一规划和处置管理,是安全防范管理系统设计与建设需要考虑的。该系统应满足以下功能要求:

(1) 通过 TCP/IP 接口、MODBUS 标准协议、OPC 协议及消防系统自定义的其他开放协议,集成接入医院安全防范管理系统。

(2) 应能实时接收消防系统上传的火警信息,并联动火警现场视频、位置图。

(3) 接收到火灾报警信息时,安全防范管理系统应能自动开启消防通道和安全门等,方便楼内人员的疏散。

(4) 应能编制巡查任务,通过监控中心值守人员巡查重点消防安全管理场所,巡查的视频、照片以及巡查的结果可存档。

(5) 发生火灾报警时,应能复核警情,并调度消防救援人员实施救援。

除了以上安防技术防范系统相关要求外,医院安全防范管理监控中心也是医院发生警情信息或突发事件后处置与调度的指挥中心,是医院安全防范风险的管理中心。

监控中心自身的安全防范应符合《市级医院安全技术防范系统建设指南》的相关要求。在系统配置上应该有一定的适应性和合理性。应按照人机工程学的原理和环保的有关要求,为值班人员创造一个安全、舒适、方便的工作环境,以提高工作效率,避免或减少由于人的疲劳导致的误操作或误判断而造成系统的误报、漏报或其他事故。

4.3.3　医疗辅助智能化系统

根据表 3-1,医疗辅助智能化系统一般包括 ICU 探视系统、视频示教系统、候诊呼叫系统及护理呼应系统等,这些系统宜采用全网络化构架,应能通过软件接口方式接入智慧后勤管理系统。

1）ICU 探视系统

ICU 探视系统主要实现医院病房患者与家属之间的探视对讲功能，应包括管理主机、家属探视主机和病房分机等设备。

2）视频示教系统

视频示教系统主要帮助医院实现视频教学功能，如手术视频示教系统，通过手术室图像传输、语音交互等信号的网络化传输，在医院范围内实现手术直播、手术点播、手术录制等功能需求，帮助医院完成学员培养等教学任务。

3）候诊呼叫系统

候诊呼叫系统可以改善医院候诊区的秩序和服务质量，杜绝拥堵和插队等不文明现象，静化医院的医疗环境，减轻医护人员的工作压力，使医院候诊区工作更加科学化、合理化；候诊呼叫信号系统应包括自助签到机、叫号显示屏、二次候诊屏、虚拟叫号器和叫号广播功放等设备。

4）护理呼应系统

护理呼应系统可以方便患者求助与咨询，降低医护人员来回奔走病房频率，提高医务人员的工作效率、减轻工作压力，同时减少医护和病员之间的直接接触，降低交叉感染几率，提高工作效率。护理呼应系统应包括护士站主机、病房门口机、病床分机、走廊显示屏和防水按钮等设备。

5）实时定位系统

医院实时定位系统包括院内导航、患者定位、员工定位和移动设备定位等功能。院内导航主要为患者提供就诊、检查、检验等室内导航服务，方便患者在院内就诊寻路。对于一些特殊病区的患者，可通过佩戴腕带或者卡片的形式，实时定位患者的位置，以便提供更好的医疗服务或防止患者擅自离开病区。员工定位，是指医护人员通过佩戴具有定位功能和紧急求助按钮的工卡，如当发生暴力事件时，监控中心可以精确派员求助。移动设备定位是指通过在公用移动医疗设备上标贴定位标签，达到方便查找的目的。

4.3.4　医用装备系统

医用装备是较为宽泛的概念,其主要包括医学装备或医疗装备。根据卫生部印发的《医疗卫生机构医学装备管理办法》(卫规财发〔2011〕24号),医学装备是指医疗卫生机构中用于医疗、教学、科研、预防和保健等工作,具有卫生专业技术特征的仪器设备、器械、耗材和医学信息系统等的总称。医学装备系统宜通过软件接口集成接入医院智慧后勤管理系统。

4.3.5　其他专业系统

其他专业系统,如公共广播系统、信息发布系统等,可根据医院后勤管理实际使用需求,决定是否接入医院智慧管理系统。

4.4　集成中台层设计

4.4.1　集成中台搭建基本原则及构架设计

医院智慧后勤管理系统所涵盖的子系统范围广、专业化程度高、操作技术性强。在医院后勤运维管理工作中,运营技术(Operational Technology,OT)和信息技术(Information Technology,IT)的融合,不断产生实际使用需求和软件功能的矛盾。医院后勤管理工作是个持续优化变更的过程,这就要求医院智慧后勤管理系统也必须可以随之进行优化变更。目前,不少医院智慧后勤管理系统在设计建设过程中,由于缺少有效的数据采集和系统应用变更处理方法、工具,以致大量的工作浪费在隐性的后台数据处理上,从而导致医院智慧后勤管理系统的建设和变更成本过于高昂。因此,一款优秀的医院智慧后勤管理系统,其集成架构和系统功能必须是灵活可拓展的、易于重构的。易拓展的医院智慧后勤管理系统应该至少需要解决以下的一些集成关键问题。

(1) 网络和通信设备设施通信的可拓展性;

(2) 系统与设备之间的互操作性;

(3) 原始数据的采集、过滤、建模、存储以及语义解释；

(4) 子系统的功能应用更新以及技术更新；

(5) 新技术应用系统的接入；

(6) 定制化的应用分析平台。

为了解决以上的集成问题，建设一个可拓展的、易于重构的医院智慧后勤管理系统，中间件技术是一个很好的选择。中间件技术解耦了集成平台与众多子系统、现场设备的耦合关系，中间件对医院后勤管理服务应用平台提供统一的数据接口和数据模型（包括设备模型和空间模型），让服务应用平台集中于应用功能的开发，也让应用平台的应用功能易于重构。中间件集成平台简称集成中台。医院智慧后勤管理系统中间件可采用如图 4-4 所示的逻辑架构，建议包括驱动程序及支持协议、身份认证及安全监测、数据采集及清洗处理、可视化数据管理、消息订阅服务、智能分析服务、系统健康分析和安全监测管理。

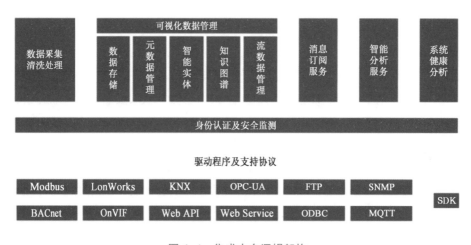

图 4-4　集成中台逻辑架构

4.4.2　集成中台具体设计及技术要求

1）集成中台驱动程序及支持协议

中台驱动程序应能兼容市场主流楼宇智能化系统（包括楼宇自控、变配电监控、能源管理、视频监控、门禁控制、入侵报警、火灾报警、后勤服务管理、实时定位和人脸识别等系统），支持 Modbus，BACnet，LonWorks，KNX，OPC-UA，Web Service，MQTT 等常用楼宇智能化系统通信协议，并可根据项目的实际需求定制开发数据采集接口驱动。

2）集成中台数据采集程序

中台数据采集程序对于紧急报警数据、设备状态数据、环境参数数据等实时性的数据应具备秒级的响应能力。历史性的累计数据可采用秒级或者分级的数据采集响应周期。

中台数据采集程序应采用分布式的网络架构，采集网关具备断点续传能力，具备一周以上的断点数据存储和复位上传能力。

中台数据采集程序具备噪声数据过滤、清洗能力，对异常突变数据能做到充分过滤，以保证中台收集的数据是准确、可靠的。

3）集成中台可视化数据管理

中台可视化数据管理包括数据存储、元数据管理、智能实体管理、知识图谱和流数据管理等。具体说明如下。

(1) 数据存储是整个中间平台的数据基础，经采集程序过滤清洗的数据、系统配置的数据、系统的资料数据均存储于系统平台的数据库。系统数据库可采用关系数据库的方式，如 Sql Server 数据库、My SQL 数据库、Oracle 数据库等。系统数据应具有数据分类和大数据处理能力，应具千万级、亿级数据量的快速响应查询能力。

(2) 元数据管理。元数据是系统中用于描述数据的数据。系统中台的元数据应该包含医院后勤智慧管理常用对象的数据模型描述，如空调设备的数据模型、给排水设备的数据模型、计量表具的数据模型和医用气体设备的数据模型等。

(3) 智能实体管理。智能实体是现实世界医院智慧后勤管理系统设备设施的数字孪生，它包括智能化系统设备设施的数字化模型、相关联的智能化设备以及各设备属性状态等内容定义和配置。

（4）知识图谱管理。中台提供图形化的数据管理服务。如图 4-5 所示，通过图形化的界面，可以查设备的 ID 号、类型、空间位置、自身属性、相连的设备等内容。

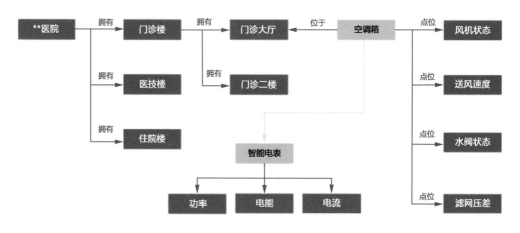

图 4-5　知识图谱管理示例

（5）流数据管理。流数据是指带有时间戳且时序性强的数据，如传感器数据、报警数据、视频监控数据等。流数据的时间戳是指数据的实时产生时间而不是采集到的时间，流数据的时间戳和数据本身同时做好记录管理，以供平台后续统计分析。

（6）消息订阅服务。中台一方面提供系统应用层的数据消息订阅服务，另一方面也提供子系统之间数据交互功能，如后勤服务子系统与能源管理系统、设备监控系统等系统之间的数据交互。

（7）智能分析服务。中台提供医院后勤管理所涉及的如建筑的能效分析、空调系统的能效分析、设备故障预警和配电故障预警等功能接口，系统应用层可根据此接口生成相应的分析诊断界面。

（8）系统健康度分析。中台可定时检测智能化系统的设备在线状况、通信状况、故障状态等信息，以供系统的诊断维护。

（9）身份认证和安全监测。中台对外提供的数据接口，都应具有身份认证的功能，并采用安全协议进行数据传输。

4.4.3　集成中台数据标准化对接要求

1）建筑设施属性定义

如表 4-2 所示的数据定义示例,中台设有预定义的建筑设施属性,用户可在这些基础上增、删、改建筑设施的属性,也可以自定义新的建筑设施数据模式,然后根据这些数据模式,在中台系统中新建与实际医院空间所对应的建筑设施对象。

表 4-2　建筑设施数据定义示例

项目名称	属性	值类型
建筑	建筑代码	字符型
	医院代码	字符型
	建筑名称	字符型
	建筑字母别名	字符型
	所属行政区划	字符型
	建筑地址	字符型
	建筑坐标—经度	浮点型
	建筑坐标—纬度	浮点型
	建设年代	整数型
	地上建筑层数	整数型
	地下建筑层数	整数型
	建筑功能	字符型
	建筑总面积	整数型
建筑空间	空间代码	字符型
	建筑代码	字符型
	空间名称	字符型
	空间面积	字符型
	空间功能	整数型
	空间描述	字符型

2) 智能设备属性定义

如表4-3所示,中台设有预定义的智能设备属性,用户可在这些基础上增、删、改智能设备的属性,也可以自定义新的智能设备数据模式,然后根据这些数据模式,在中台系统中新建与实际医院智能化设备所对应的智能化设备对象。

表4-3　智能化设备数据定义示例

项目名称	属性	值类型
新风机组	设备代码	字符型
	空间代码	字符型
	设备名称	字符型
	送风温度	浮点型
	新风温度	浮点型
	送风湿度	浮点型
	新风湿度	浮点型
	水阀开度	浮点型
	风阀开度	浮点型
	风机状态	整数型
多功能电表	设备代码	字符型
	空间代码	字符型
	计量对象代码	字符型
	设备名称	字符型
	累计电能	浮点型
	实时功率	浮点型
	实时电流	浮点型
	实时电压	浮点型
	功率因数	浮点型

3) 数据上传接口标准定义

(1) 接口技术方面建议

市级医院智慧后勤数据对申康中心上传标准接口需支持多源异构数据

的采集与汇聚,以统一的数据标准对多源异构数据进行归一化处理,具体建议如下:

① 支持通过时间戳、触发器、全表采集和增量抽取等方式,采集关系型数据库和非关系型数据库等数据;

② 支持标准消息传递协议,具备数据存储和访问功能;

③ 支持定义数据输入输出参数和数据处理流程;

④ 支持实时日志采集、聚合和传输,具备日志管理、异常监控和处理等功能;

⑤ 支持对数据标准的统一描述和存储管理;

⑥ 支持结构化和非结构化数据、集中式和分布式数据的统一建模;

⑦ 支持基于基础存储与计算平台的集成能力,包括实时采集、运行监控等功能。

(2) 对申康后勤运维评价与促进平台中心上传数据标准要求

需要上传的数据指标体系立足申康中心层面,严抓医院后勤管理工作重点,围绕医院后勤运营管理关键目标,即"保安全、提效率、控成本"三个维度建立指标评价体系。

医院分平台按照申康后勤运维评价与促进平台定义的数据口径进行数据采集汇总,当遇到异常情况时需要及时和申康后勤运维评价与促进平台管理员沟通确认,不得擅自修正数据标准,目前定义的数据指标范围详见 8.2 节。

4.5 应用服务层设计

医院智慧后勤管理系统应用服务层包括后勤服务管理系统、资产管理系统、基建项目管理系统、能效监管系统、医疗装备运行管理系统、应急响应及安全管理系统、BIM 运维管理系统、物流管理系统、统一用户身份管理以及其他管理系统等。

4.5.1　后勤服务管理系统

应用服务层的后勤服务管理系统设计使用对象主要为医院后勤工作人员，主要功能包括物业维修、维保管理、巡检管理、运送管理、保洁管理、餐饮管理、绿化养护管理、护工管理、洗涤管理及医废管理等。

(1) 物业维修。提供医院后勤日常报修维修管理，包括电话和移动终端报修、监控中心调度、维修进度监控、维修成本统计、满意度评价和维修绩效分析等功能。

(2) 维保管理。是指医院后勤管理部门年度制定的各类机电设备、后勤基础设施维修保障计划的管理，如空调冷水机组的保养、末端风机盘管的清洗、电梯的安全检测等内容，系统可以制作或录入年度、季度、月度的维保计划，生成相应的工作计划日程表，并纪录各维保的实施效果和评价建议，以供后续工作的改进。

(3) 巡检管理。将二维码或者 RFID 标签作为医院后勤设备设施识别标识，巡检人员通过手持移动终端扫取二维码或者 RFID，自动识别获取设备设施相关台账信息，并与 BIM 链接。巡检人员将现场的巡检结果通过文字或图片的形式上传至医院智慧后勤管理系统。

(4) 运送管理。包含运送申请、中央运送管理、循环运送管理、运送排班、工人绩效管理及相关的统计分析等功能。

(5) 保洁管理。主要包括医院保洁计划的制定、保洁计划的执行记录、执行效果的满意度评价等内容。

(6) 餐饮管理。医院后勤可通过移动 App 的形式，提供线上的点餐服务。

(7) 绿化养护管理。主要包括医院绿化养护计划的制定、绿化养护的执行结果记录以及执行效果的满意度评价等内容。

(8) 护工管理。主要包括护工的需求用工申请、用工计划、用工结果以及满意度评价的记录等内容。

(9) 洗涤管理。采用 RFID 标签的形式,记录衣物所属的科室和具体使用对象。洗涤交接时,通过 RFID 扫描设备,自动识别衣物数量、类别、来源等内容,提高洗涤管理效率。

(10) 医废管理。采用智能电子秤,在科室内完成医疗垃圾的计量交接工作,管理平台记录医疗垃圾的收集时间、重量、类别、产生科室、收集人和科室确认人等信息,并可通过室内定位技术记录医疗收集车的轨迹,出入库信息通过移动端 App 和电脑端人工录入,永久保存出库记录和痕迹,确保交接信息留存。形成年、月、日统计报表。对入库、出库等异常预警,跟进处置结果。规范医疗垃圾收集行为。

4.5.2 资产管理系统

资产管理系统包括物资资产管理、医疗设备资产管理和医院房屋资产管理等内容。此功能应与建筑空间管理系统及 BIM 运维系统相结合,具体参见 4.5.7 和附件 2-1。

(1) 物资资产管理。该模块是对医院后勤工作中所涉及的机电设备、备品备件以及运维耗材所设计的流程管理软件,包括这些类型物资资产的采购申请、采购审批、台账管理、进出库管理、借用管理、物资盘点管理和货位管理等。

(2) 医疗设备资产管理。该模块包含医疗设备台账管理、库存管理、条码或者 RFID 标签管理以及折旧、转科、报废等功能,同时具备医疗设备的采购申请、采购审批、采购合同管理、维保合同管理和数据统计分析等功能。在此基础上,对一些移动式的医疗设备,如呼吸机、轮椅等,可以采用室内定位技术和 BIM 技术对设备进行查找和盘点管理。

(3) 医院房屋资产管理。该模块包括医院房屋资产的使用申请、房屋分配、科室房屋信息变更、建筑图纸资料和 BIM 管理等功能。

4.5.3 基建项目管理系统

主要面向新建项目、大修和零星维修项目的全过程管理,以及投资、进度、质量、合同和文档等全方位管理。由于技术发展较快，需求也在不断变化，平台的功能也在不断拓展，不同的产品具有不同的功能组合，常用功能如下。

(1) 前期管理。前期管理用于维护项目前期手续申报的信息维护，记录各类前期手续的申请时间、办结时间、核发文件等信息，可从前期手续中提取项目基本信息。

(2) 投资控制。对项目概算投资的管理。可维护概算项，记录各投资项的概算金额；可支持概算多版本的维护；并汇总各投资项的计划与实际情况对比，实现投资控制目标与完成投资的动态对比管理，掌握项目实际进展。

(3) 进度控制。对项目的各级进度计划、进度执行情况、进度报告等进行管理，实时掌控进度以及对进度的预警分析。

(4) 质量和安全控制。从设计、采购和施工等全过程进行质量控制，包括设计图纸管理、设计问题管理、施工质量计划、施工质量检查报告及施工质量统计与分析等。若采用 BIM，需具备图纸信息模型关联及变更管理。项目各参与人员通过平台和模型能查看到最新图纸、变更单，并可将二维图纸与三维模型进行对比分析，获取最准确的信息。对问题信息和事件能在模型中进行定位，并进行标注，查看详细信息和事件。

(5) 合同管理。实现全方位的合同信息管理与查询。包括合同基本信息管理、合同招投标信息、合同支付管理、合同完成投资管理、合同变更管理及合同执行计划等；通过对单个合同的全方位管理，最终实现投资控制的动态管理。

(6) 资金管理。实现从财务角度汇总各项目的用款计划、支付情况以及现金状况，并支持相关财务凭证的查询，以便管理者及时了解资金运转情况。

(7) 沟通管理。沟通管理应提供对项目过程中各类信息的共享和交流功能，包括信息沟通、会议、通知公告等的共享，可方便地查询到所需的信息，提高信息沟通的效能。项目流程协同，如变更审批、现场问题处理审批、验收流程等。

(8) 文档管理。根据基建项目管理的特性,各类建设标准、管理办法更新频繁,版本众多,文档管理模块应从管理文档与工程文档角度提供专业的文档集中管理功能,使烦乱的文档管理工作井井有条,版本清晰。

(9) BIM 管理。模型可视化浏览、漫游、测量及模型资源集管理等。能进行多个版本的记录、比较和管理。

(10) 报表系统。实现从投资类、合同类、资金类等多类型多角度生成统计报表。

有关 BIM 应用及与项目管理平台的结合,可参见《上海市级医院建筑信息模型应用指南》。

4.5.4 能效监管系统

能效监管系统包括医院能耗分项计量、能耗统计分析、能耗报表和用能及机电设备运行状态的智能诊断等功能。能效监管建议与 BIM 结合,进行可视化和数字化管理。

(1) 能耗分项计量,医院常用能源和资源包括水、电、天然气、蒸汽等。医院用水计量包括市政进水总管、水箱进水管以及各大楼层的分水管,用水计量可形成医院用水流量的拓扑图,从而实现医院水网漏水报警;医院用电计量可分为三个层级,即医院配电进线计量、低配间馈电柜各抽屉回路计量、楼层科室用电的计量;天然气计量主要为锅炉房和厨房用气的计量;医院蒸汽计量主要包括厨房用气、中心供应室用气、洗衣房用气和生活热水用气等。医院各类能耗的计量,应根据上海市《大型公共建筑能耗监测系统工程技术规范》(DG/TJ 08—2068—2009)的能耗计量要求进行能耗分项。

(2) 能耗统计分析,系统应具备计量能耗拆分功能,可根据医院后勤管理实际的使用需求对计量能耗进行拆分,形成不同形式的能耗统计结构树,如分项能耗结构树、科室能耗结构树、机电设备系统能耗结构树,并可在能耗结构树的基础实行同比、环比、单位能耗及能耗排序等功能。

(3) 能耗报表,系统应具备自定义能耗报表功能,可根据医院的需求生成各类月度、年度能耗报表,供管理部门统计分析使用。

(4) 用能及机电设备运行状态的智能诊断,系统应具备用能效率诊断、机电设备运行诊断等算法引擎,并能生成相应的诊断分析结果。

4.5.5　医学装备运行管理系统

1) 设备定位管理

移动医疗设备的定位管理,可采用平面图和 BIM 形式,实时定位各设备的位置,并可根据设备编号进行查找。

2) 设备运行监测

大型医学装备的运行状态监测,通过配电监测,监测设备开机次数、电流情况、电能质量(如仪表具备)等。

大型医学装备包括 MRI、CT、直接加速器等。有关大型医用设备的规定,具体参见国家卫健委印发的《大型医用设备配置与使用管理办法(试行)》(国卫规发〔2018〕12 号)。

4.5.6　应急响应及公共安全管理系统

应急响应及公共安全管理系统一般设置于医院安防监控中心,24 小时人员现场值守。作为全院安全管理和应急响应指挥调度中心,系统应具备以下的功能。

(1) 系统应能够集成安防监控系统(包括视频监控、门禁控制、入侵报警、公共广播和人脸识别等)和火灾报警系统等医院安全管理相关智能化子系统,应能支持国内主流安防系统、火灾报警系统的通信协议,并可根据项目需要,作定制化的通信协议开发。

(2) 系统应具备 GIS 地图报警管理功能,操作人员可以通过 GIS 查看报警位置,并可联动相关系统,进行报警追踪。

(3) 系统报警应能联动视频监控系统,自动录取报警前后若干时段的视频作为报警分析依据,方便对安全事件的查看。

(4) 系统视频分析应具备事件追踪能力,即根据圈定的人物,自动分析其在指定时间段内的行为轨迹,以便对可疑行为的查找。

(5) 系统具有应急预案管理,可以根据医院具体应急预案要求(如火灾报警应急预案、突发停电应急预案、集中供氧故障应急预案和污水处理故障应急预案等),配置生成自动化的应急预案流程。

(6) 系统应具备报警级别分类和报警升级功能,系统应具备定义不同紧急程度的报警,并在报警处理操作过程,根据报警事件的紧急程度,升级报警级别,以做相应的应急响应处理。

(7) 系统应具有报警事件统计分析功能,并能生成相应的统计分析报告。

4.5.7 BIM 运维管理系统

利用 BIM 的可视化、参数化、性能化和集成化特征,形成基于 BIM 的运维管理,是目前的一个重要趋势。一般应具备以下基本功能。

(1) 模型的转化、更新、操作与维护管理。运维信息集成与存储,运维 BIM 软件应建立建筑信息模型与运维信息系统的关联,集成建筑运行、维护、维修、更新及改造信息,形成建筑全生命期数据。

(2) 空间的可视化管理与分析,包括空间分配、空间定位、空间统计、空间单元模型管理(如手术室、实验室、病房等)及物理空间实时监测数据呈现和空间改造分析等。可借助平台进行应急响应和"平战"结合的弹性转换分析,以及空间导航等。

(3) 设备运行的可视化管理与分析,包括建筑设备和大型医用设备的定位、展示、拓扑结构、实时监测数据呈现和报警定位及可视化检修等。可基于 BIM,查看设备的维保信息;设备检修可借助 VR、AR 和二维码技术等实现智慧辅助可视化和智能化检修;也可借助平台进行培训和应急演练等。

(4) 建筑能耗的可视化管理与分析,包括不同空间的能耗可视化分析、预警以及特殊空间或设备设施的能耗监测等。

(5) 应急响应与安全的可视化管理，包括安防与消防设施的定位及报警定位、基于模型的信息调用、突发事件的定位等，也可基于模型进行安全预案分析、模拟演练以及应急处置等。

(6) 数字孪生医院可视化管理，除以上内容外，针对专项设备设施或特殊空间进行实时可视化监控与智慧管理，包括智能物流系统、机器人、医用气体以及手术室、ICU 病房等。

以上功能都需要和既有专业管理子系统进行融合和集成。

4.5.8　物流管理系统

根据医院建筑结构特征，在医院内建设自动化的物流轨道或管道输送设备，设备连通院内的各个后勤科室和业务科室，可将药品或其他后勤物资通过物流系统在医院内部进行全院或区域内自动化的传输和搬运，节省人力，提高物资的搬运效率。

(1) 中型箱式物流系统。在后勤和业务科室安装配置智能交互站点，功能类型上分主发型站点和主收型站点两类。中间通过辊筒输送线、皮带爬坡机和横向移栽设备组成的水平分拣系统，垂直方向通过垂直高速多箱位分拣设备连通上下楼层，通过设备控制调度系统控制物品承载箱在水平和垂直方向的运动，实现全院物资的自动化输送。设备调度和运维系统应具有以下基本功能：

① 路径的分配和计算，根据起始科室和设备状态，系统自动分配最优的行进路径；

② 与设备信号的交互，可将调度信号发送给设备，同时接收设备的运行状态和任务执行情况；

③ 任务数据的查询，可通过系统查询物品承载箱在设备上的运行情况、到达情况和当前位置；

④ 业务数据报表，可分析统计各个发送科室和接收科室的数据统计情

况,流量分析;

⑤ 设备的可视化监控,可通过系统监控设备的运行状态、故障情况,提供精准的故障文字提示;

⑥ 设备运行情况分析报表,统计分析设备运行情况、故障统计情况,生成设备维护计划表,生成备件采购建议表。

(2) 机器人物流仓储系统。在医院内部部署适应各种业务场景的物流机器人,对局部或区域内的后勤物资进行仓储或者物流输送,一般常见的机器人有如下 6 类。

① 封闭式搬运机器人:采用激光加 3D 视觉导航等模式,可实现自主路径规划和自动避障,共用人流通道,对医院局域内的物资进行平层或借助电梯实现跨楼层的运输,一般应用于检验标本、手术器械、药品输液等运输。

② 箱式接驳机器人:采用激光加 3D 视觉导航等模式,可实现自主路径规划和自动避障,采用周转箱作为载体容器,可以实现与中型物流系统或其他物流设备进行无缝自动化对接,实现柔性化的接驳搬运。

③ 二维码仓储机器人:通过二维码定位导航等技术,集多机器人动态仓储布局优化、多维度物资订单优化执行于一体,能够与医院 HIS 系统实现对接,提高了院内仓储效率,节省空间,实现仓储精益化管理。

④ 多层箱式分拣机器人:通过二维码定位导航等技术实现机器人自主行走,机器人通过机械手实现料箱抓取和存储,一次抓取和输送的料箱数可达多个,可与中型物流系统或其他物流设备实现无人自动对接。

⑤ 被服收集清点机器人:可对院内的污衣被服进行自动收集、搬运、清点工作,可与气力式或重力式被服收集管道对接,RFID 类别和数量自动清点,自动搬运到站。后台运维系统功能应包括:与管道投递设备的信息对接、RFID 清点模块、清点数据报表、清点单据打印和数据上传模块。

⑥ 医废收集机器人:利用自动化的拖运机器人对院内各个病区科室的医疗废弃物进行收集、统计、预警工作,医废机器人平台包括院内医废收集系统、医废信息管理平台和移动端 App 查询三大部分。

机器人物流管理运维系统应包括以下功能：

① 应该具有一个接收上位业务数据的接口，用于接收业务系统的数据，可以对接口数据进行查看和修改，并将执行情况返回给业务系统；

② 具有将业务系统的任务数据转换成机器人识别的数据信息，发送给机器人的功能；

③ 设备运行的可视化监控，包括机器人定位、运行轨迹、设备状态、报警定位和故障提示。

(3) 轨道小车系统。在医院内根据建筑环境，布置水平和垂直轨道，在不占用地面空间的情况下实现实时水平和垂直方向传输。医用轨道小车物流传输系统主要由智能化运载小车、智能化站点、轨道网络、转轨器、区域控制器、系统监控中心、供电系统、空车存储区、防火窗及防风门等组成。系统功能要求如下：

① 系统监控可图形化显示整个系统运行状况，可实时监控整个系统的运转状态；

② 可记录所有收发送记录，做出统计数据，可实时打印或存储打印，有各种报表和统计等功能；

③ 具有自动报警功能并可显示区域及故障代码，若某一车站、换向器、隔离门有故障，可关闭此设备，不影响整个系统的运行；

④ 可实现故障分析查询功能；

⑤ 可与医院局域网连接，具有远程在线故障诊断功能。

(4) 气动物流系统，气动物流系统是一个构建封闭管道网络，以空气压缩机及压缩空气为动力，运送瓶为载体的院内自动化物流系统，可让不同站点的使用者通过运送瓶将物品发至目标站点。系统功能要求如下：

① 系统监控可图形化显示整个系统运行状况，可实时监控部件的运转状态；

② 可记录所有接收发送记录,并可以形成统计数据,以图表等方式显示;

③ 具备异常自动报警功能并可定位具体部件;

④ 可实现故障分析查询功能。

4.5.9 统一用户身份管理

医院智慧后勤管理系统应具有统一用户身份管理功能,可定义不同的管理角色,不同的用户根据分配的不同权限和角色功能,从统一的门户登录界面登录,进入用户特定的管理功能界面。

系统用户角色管理,可以分为管理员用户、操作员用户、浏览用户和自定义用户等,具体功能如下。

(1) 管理员用户。具用最高的管理权限,可以操作系统所有的功能,并可增删改其他各类用户角色。

(2) 操作员用户。可以浏览所有的系统界面,同时可以操作具有控制功能的系统界面,具备数据的导出功能权限。

(3) 浏览用户。只能浏览和查看管理员授权的系统功能界面。

(4) 自定义用户。根据医院后勤管理实际使用需要,自定义组合的系统用户角色。

4.5.10 平台应用扩展

考虑到系统的开放性和变化性,平台需有两个层面的扩展:一是系统间集成扩展,二是系统功能扩展。

1) 系统间功能集成扩展

(1) 系统间集成扩展。包括院内系统集成和与上级管理部门的对接集成,主要考虑以下两个问题,即系统接入内容和接入方式。

① 系统接入内容。建议要接入的系统(如医院存在类似系统)包括:

BIM 运维类系统、医疗 BI 数据系统、车流量和人流监测系统、后勤服务管理类系统（例如：被服管理、膳食管理、医废管理等）、各专项设备监测独立系统（例如：楼宇 BA 系统、污水处理系统、UPS 管理系统）、医疗设备运维类系统、资产管理类系统、一站式报修类系统及其他涉及的独立管理系统。

② 系统接入方式。各医院系统平台接口众多，依赖关系复杂，通过接口交换数据与接口调用必须遵循统一的接口模型进行设计。接口模型除了遵循工程统一的数据标准和接口规范标准，实现接口规范定义功能外，需从数据管理、完整性管理、接口安全、接口访问效率、性能以及扩展性多个方面设计接口规格。下列为建议采用的对接方式。

● 中间库方式：通过数据库中开放权限表来进行数据对接。

● URL 方式：基于 http 或者 https 的模式对数据进行传输。

● WebService 方式：使用 XML 协调不同平台、语言、协议进行交换数据。

(2) 平台涉及医院上级管理部门对接要求。平台与上级管理部门对接需支持多源异构数据的采集与汇聚，以统一的数据标准对多源异构数据进行归一化处理，具体建议如下。

① 支持通过时间戳、触发器、全表采集和增量抽取等方式，采集关系型数据库和非关系型数据库等数据。

② 支持标准消息传递协议，具备数据存储和访问功能。

③ 支持定义数据输入输出参数和数据处理流程。

④ 支持实时日志采集、聚合和传输，具备日志管理、异常监控和处理等功能。

⑤ 支持对数据标准的统一描述和存储管理。

⑥ 支持结构化和非结构化数据、集中式和分布式数据的统一建模。

⑦ 支持基于基础存储与计算平台的集成能力,包括实时采集、运行监控等功能。

2) 系统功能扩展

在系统应用建设的设计阶段就应该考虑此问题,建议采用"微服务"应用搭建模式。微服务是一个新兴的软件架构,就是把一个大型的单个应用程序和服务拆分为数十个支持微服务。微服务是 SOA 架构下的最新发展,该架构的设计目标是为了业务组件化和服务化,使得服务能够独立运行。一个微服务的策略可以让工作变得更为简便,它可扩展单个组件而不是整个应用程序堆栈,从而满足服务等级协议。微服务设计原则是各司其职;服务高可用和可扩展性。

微服务的优点包括:

(1) 微服务往往比传统的应用程序更有效地利用计算资源。这是因为它们通过扩展组件来处理功能瓶颈问题,这样一来,开发人员只需要为额外的组件部署计算资源,而不需要部署一个完整的应用程序的全新迭代。最终的结果是有更多的资源可以提供给其他任务。

(2) 微服务应用程序更快且更容易更新。当开发者对一个传统的单体应用程序进行变更时,必须做详细的 QA 测试,以确保变更不会影响其他特性或功能。但有了微服务,开发者可以更新应用程序的单个组件,而不会影响其他的部分。测试微服务应用程序仍然是必需的,但它更容易识别和隔离问题,从而加快开发速度并支持 DevOps 和持续应用程序开发。

(3) 微服务架构有助于新兴的云服务,如事件驱动计算。类似 AWS Lambda 这样的功能让开发人员能够编写代码处于休眠状态,直到应用程序事件触发,事件处理时才需要使用计算资源,而企业只需要为每次事件而不是固定数目的计算实例支付。

5 医院智慧后勤管理系统的部署与应用

5.1 系统部署与应用实施流程

为确保医院智慧后勤管理系统部署与应用实施的顺利开展,需要分阶段有重点开展项目建设工作,具体如图 5-1 所示。具体工作要点详见后续章节。

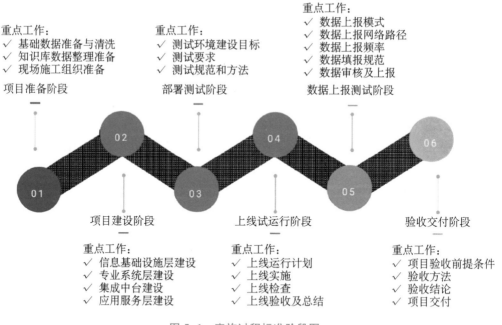

重点工作:
✓ 基础数据准备与清洗
✓ 知识库数据整理准备
✓ 现场施工组织准备

项目准备阶段

重点工作:
✓ 测试环境建设目标
✓ 测试要求
✓ 测试规范和方法

部署测试阶段

重点工作:
✓ 数据上报模式
✓ 数据上报网络路径
✓ 数据上报频率
✓ 数据填报规范
✓ 数据审核及上报

数据上报测试阶段

项目建设阶段

重点工作:
✓ 信息基础设施层建设
✓ 专业系统层建设
✓ 集成中台建设
✓ 应用服务层建设

上线试运行阶段

重点工作:
✓ 上线运行计划
✓ 上线实施
✓ 上线检查
✓ 上线验收及总结

验收交付阶段

重点工作:
✓ 项目验收前提条件
✓ 验收方法
✓ 验收结论
✓ 项目交付

图 5-1　实施过程标准阶段图

5.2 系统部署与应用实施管理工作要点

5.2.1 项目准备阶段管理工作要点

1）基础数据准备与清洗

项目启动前准备阶段工作重点集中在对平台所需的基础信息进行整理及验证，如需对接第三方系统，须对第三方数据进行事前准备及有效数据清洗。

平台所需准备整理的基础数据分类如下。

(1) 医院基础信息

根据医院当年实际情况进行基础数据核查工作，除医院所在辖区、级别、类型等常规基础数据以外，着重关注各类面积数据，例如医院账内、账外、在建及待拆等各项分类面积数据；现有床位数、核定床数、实际地上地下车位数与批复车位数；当前实际可用的各手术室数量等。严格核实以上各类数据，保证数据的准确性，并根据实际情况确保平台中所展现的所有基础信息数据的更新时效及数据准确性，随时可作为基准数据被平台使用。

(2) 医院基建信息

整理医院目前所有实际在用楼宇基建信息情况，需涵盖楼宇地上、地下楼层情况、建造时间、楼宇建筑结构信息及楼宇面积等基础信息，如门诊大楼、急诊大楼等功能性楼宇，提供颗粒度至实际按特征功能区域划分的面积数据。

(3) 医院能源账单信息

整理完善每月医院实际收取到的水、电、煤能耗账单数据，作为医院能耗统计的关键底层数据，由专人负责填写每月数据，保证每年能源账单数据完整。

(4) 医疗业务量信息

整理按月为周期的医院门诊量(人次)、急诊量(人次)、住院量(床日)历史数据,并且在后勤系统使用过程中保证每月按时填报以上三类数据,系统将以这三项数据作为医院综合服务量的基础数据。

(5) 人员基础信息

目前医院后勤管理的范围日渐增大,参与后勤的人员数量从医院后勤专管部门一直延伸至一线的后勤物业实施人员,对各方人员信息的管控力度需要通过信息化的方式达到高效动态同步的效果,收集各类人员真实身份信息需要保证完整且真实有效,包括后勤职能部门人员职责范围、资质证书等信息,一线维修维保操作人员的工种信息、执业证书有效信息、负责区域等信息,保证后勤信息化系统使用过程中人员信息情况能够被真实反映。

(6) 设备基础信息

后勤系统中包括对通用设备各项运行状态实时监控功能。为了能够确保在系统中监控设备信息的客观真实性,在上线前需对目前监控范围内的通用设备进行排查整理,确保设备型号、规格、采购信息、安装日期、维保信息以及安装位置的准确性,来实现后勤系统运行过程中发生设备异常情况响应场景下,能第一时间快速定位设备物理位置和获取设备的重要信息,进行处置准备和现场维修。

(7) 第三方系统对接信息

后勤管辖范围内零星小系统较多,为了能更好地整合,多方系统都会涉及数据对接事宜,在此之前必须制订统一的数据接口方式,保证双方数据的安全性,并且对数据进行筛选,根据不同业务开展模式,对最终数据整合应用的目标进行获取数据范围内容的甄选,达到数据共享,创造分析价值。

2) 知识库数据整理准备

知识库是医院后勤中各种形式的知识按照一定的表示方法集中存放的数据库,是一个完整的知识管理解决方案的重要组成部分,具有强大的知识集成、分类、存储、发布和决策支持等功能。这些知识不仅包括医院后勤板块的宏观发展规划,也包含微观的各个分管职能的所有知识内容,如:培训资料、应急预案、巡检标准和规章制度资料等方面,同时与领域相关的理论知识、事实数据也都在其内容之内。

建立知识库,必定要对原有的信息和知识做一次大规模的收集和整理,按照一定的方法分类保存。这样,信息和知识便从以前的混乱状态变得有序,使得信息使用也变得更加有效。

基于知识本身的复杂性需要,建立科学的知识体系,才能保证知识库能够高效的利用起来。将知识库中的知识划分为后勤制度类和后勤业务类两大类。

(1) 后勤制度类

整理相关后勤制度要求,例如相关人员管理制度、日常行政性事务、培训相关制度,各项常规事务流程制度等经过整理,将正在执行所有规章制度的文件纳入后勤系统,供相关人员查询。

(2) 后勤业务类

针对后勤实际日常业务设计知识库,便于不同人员在处理相关事件时后勤系统能够第一时间提供指导性作用。

① 应急预案知识库:针对医院应急事件处置,需根据医院相关应急管理规定,进行预案知识库的建立和发布,明确医院应急预案类型,分别在后勤系统中明确制定相关预案发生时的场景模拟。通过后勤系统的智能化预案知识库,能够在预案发生第一时间识别应急事件类型,并且针对不同类型的应急事件,后勤系统立即按照事先建立的预案知识库分析给出最为准确的处理路径,第一时间进行人员调配,赶赴现场处理。

② 巡检保养知识库:为了确保医院医疗体系正常运行,针对医院后勤管辖范围内尤为重要的通用设备,必须做到定期完成其相关的巡检保养工作。目前,医院遇见的普遍问题是通用设备种类繁多,针对不同设备的巡检保养工序都会有所出入,久而久之会造成人为将设备差异化减少,造成对某些设备巡检保养工作上简化,从而导致在通用设备使用中存在

一定风险。

为了改善上述情况,医院后勤应根据本院设备情况,建立通用设备巡检保养知识库。将设备种类进行归纳划分,制订每一类设备的巡检保养标准,根据不同设备的巡检保养周期、巡检保养方式、检验方式等,建立一整套知识库体系,并且确保知识库中所用的标准来源具备准确性。设备知识库知识一般来自设备生产厂家提供的操作使用说明书、设备管理相关的地方标准以及设备管理相关的国家标准等。

利用巡检保养知识库纳入实际日常后勤针对设备的巡检保养工作中,根据知识库中的周期,定时定期发送相关设备巡检标准至指定巡检人员,巡检要求依据根据知识库中的相关内容作为一线巡检保养人员的工作操作指引,确保不同设备都能根据自身巡检保养要求得到相应完善的巡检保养工序。

③ 其他知识库:除上述两项重点知识库体系建立以外,后勤版块其余日常事务也可根据实际情况建立有利于日常工作开展的知识库。

知识库在建立完成后必须设立专人对其负责进行管理与维护工作,对知识库中的内容在实际转化应用中的效果有周期性的进行评估,根据实际情况进行修订更新,保证知识库体系中的文件根据医院后勤实际运营情况而持续升级。

3) 现场施工组织准备

智慧医院后勤管理系统建设现场施工主要是对通用设备进行传感器加装,以便获取设备当前实时运行状态,将动态数据第一时间传输至后勤管理系统进行展现分析。在这一过程中,因数据传输需要,可能还会涉及弱电施工项目。

(1) 施工前准备工作

① 编制工作量清单表。

② 编制材料清单表。

③ 编制人员组织架构表。

④ 编制施工用机具表。

⑤ 编制医院施工期配合计划表(人员配备、材料仓库、住宿地点、现场办公地点、停电计划和停水计划)。

⑥ 编制施工材料进场表。

⑦ 编制施工人员施工进度表。

⑧ 编制项目施工总进度表。

(2) 施工进场工作

① 施工图(建筑系统构架图、设备安装布线平面图、成套柜柜内接线图和绘制元器件的接线原理图)。

② 材料清单表。

③ 人员组织架构表。

④ 施工用机具表。

⑤ 施工材料进场表。

⑥ 施工人员施工进度表。

⑦ 项目施工总进度表。

5.2.2　项目建设阶段管理工作要点

1) 信息基础设施层建设

(1) 机房建设基础设备要求

① 基础位置要求

远离强振源和强噪声源、避开强电磁场干扰。多层或高层建筑物的机房,宜设于第二、三层,并考虑建筑物的管线敷设、基础设施安装、雷电感应和结构荷载等情况综合考虑。

② 墙面要求

机房地面宜采用活动地板,要求防静电,可选择全钢地板、陶瓷地板、硫酸钙地板;活动地板下地面及四周墙壁应平整、耐磨、不起尘和不易积灰,应采取保温和防结露措施。

活动地板下面空间不作为空调静压箱,电缆在地面布线,防静电地板到地面距离≥250 mm。下面空间作为空调静压箱,防静电地板到地面距离≥500 mm。

顶面、墙面应平整、光滑、不起尘和避免眩光,应减少凹凸面;吊顶材料宜采用微孔吸音板材。

③ 照明要求

机房设备区和辅助区内的主要照明光源应采用高效节能荧光灯,也可采用 LED 灯,灯具应采用分区、分组的控制措施。

应设置备用照明,其照度值不应低于一般照明照度值 10%;有人值守的机房,备用照明的照度值不应低于一般照明照度值的 50%。

应在出口和通道设置指示出口和方向的疏散指示标志灯,为照亮通道设置疏散照明,疏散照明的照度值不低于 5 Lux。

④ 温湿度要求

机柜摆放宜设置冷通道、热通道,设备耗电量的 80% 转化为热量,同时考虑人体散热、照明装置散热、新风负荷和伴随各种散湿过程产生的潜热。

具备条件情况下应设置精密空调系统,机房内要维持正压,主机房与其他房间、走廊的压差不宜小于 5 Pa,与室外静压差不宜小于 10 Pa。

应设置高效过滤功能和温度预处理的洁净新风机组或全空气处理机组。

空调机组应具备温湿度监测和调节功能。

⑤ 消防设施要求

设置火灾自动报警系统,符合国家标准《火灾自动报警系统设计规范》(GB 50116—2013)。

具备条件的设置气体灭火系统,火灾探测器与灭火系统联动,同时应配置专用空气呼吸器或氧气呼吸器。

机房内应设置警笛,门口上方应设置灭火显示灯,灭火系统控制箱(柜)应设置在机房外便于操作的地方。

以上机房建设基础设备具体要求,参见《全国医院信息化建设标准与规范(试行)》(2018 年版)。

(2) 网络及安全基础建设

根据医院智慧后勤管理系统建设框架要求,最低要求:至少 1 台防火墙、1 台路由器、1 台核心交换设备、1 台汇聚交换设备、多台接入交换设备组成。

① 网络设备配置建议

核心交换机:建议支持主控引擎模块、电源模块、风扇等具备冗余,业务板卡支持热插拔;支持千兆光电网口和万兆光电网口,主流转发模式、堆叠技术、隧道及加密技术等;并具备主流的二、三层网络协议,安全加密传输技术,多业务板卡、交换容量经验值≥25 TBbps、包转发率经验值≥2 200 Mpps。

汇聚交换机:建议支持主流的二、三层网络协议,具备电源模块、风扇等冗余设计。支持千兆光电网口和万兆光电网口,主流转发模式、堆叠技术、隧道及加密技术等。交换容量经验值≥25 TBbps、包转发率经验值≥480 Mpps,接口数量应满足实际使用需求并具备冗余和可扩展性。

接入交换机:建议支持主流的二、三层网络协议,根据使用情况可采用POE 交换机。支持交换容量经验值≥250 Gbps、包转发率经验值≥90 Mpps,接口数量应满足实际使用需求并具备冗余和可扩展性。

路由器:建议支持主流二三层网络协议及 QOS 服务,具备安全加密传输技术,包转发率经验值≥15 Mpps,接口类型及数量应满足实际使用需求并具备冗余,支持双主控、双电源。

防火墙:建议支持千兆光电口,端口数总和≥8,拥有独立的管理接口及 HA 端口。提供冗余电源备份。支持默认禁止原则、IP 地址访问控制、协议和端口的访问控制、MAC 地址访问控制、时间的访问控制、用户自动一安全策略访问控制。具备入侵检测技术,文件类型的访问控制、http 页面关键字的访问控制及基于用户的访问控制。切包含双向 NAT、动态 NAT,NTP 协议及认证等功能。

② 云端服务承载支持基本要求

标准化建议:设备选型上考虑对云服务相关标准的扩展支持能力,保证先进性。提供对物理设备接入和管理功能,包括设备发现展示、配置部署、告警上报等。

高可用建议:双备份要求设计网络和设备配置,关键设备之间的物理链路需采用双路冗余连接。按照负载均衡方式或 active-active 方式工作,关键主机采用双路网卡增加可靠性,并具有设备/链中故障毫秒的保护倒换能力。

增强二级网络建议:利用 IRF/VSS、TRILL 技术来增强二级网络技术,不推荐采用传统的 STP+VRRP 技术部署二层网络。

虚拟化建议:使用虚拟资源池技术建设云端服务,提高资源利用率,服务器、存储器、网络及安全设备都需具备虚拟化功能。实现计算、存储和网络的虚拟化和资源统一管理,提供资源动态分配、动态耗能管理、调度策略管理、资源池高可用性和备份恢复等功能。提供不同虚拟层(VMM)的适配、集成能力。如 VMware、Xen、KVM、Hyper-V 等对上层屏蔽不同虚拟层差异,提供统一的虚拟化管理接口。

高性能需求:具备满足 PB 级别的数据处理请求,对突发流量有一定承受能力。

云存储建议:将网络中各种不同类型存储设备进行虚拟化,共同对外提供数据存储和业务访问,支持以下方式:a.基于网络附加存储(NAS)、存储区域网络(SAN)等存储设备的接入;b.块存储服务;c.分布式对象存储。

还应满足对接正在规划建设的申康后勤运维评价与促进平台的技术和管理要求。

(3) 5G 网络建设

应用于医疗领域的 5G 关键技术有很多,包括网关控制转发分离、控制功能重构、新型连接管理和移动性管理、移动边缘内容与计算、网络切片、统一的无线接入技术融合、无线 MESH 和动态自组织网络、无线资源调度与共享、定制化部署和服务及网络能力开放等 10 大技术。医院 5G 建设分为 5G 院内广覆盖和 5G 区域点覆盖两种建设模式,完成从面到点的全面、增强覆盖效果。广覆盖和点覆盖的对比如表 5-1 所示。

表 5-1 广覆盖与点覆盖对比

	广覆盖	点覆盖
网络方式	NSA/SA/NSA 和 SA 混合	BBU+RHUB+PRRU
组建模式	运营商组建	代建代维
信号强度	室外强,室内弱	室内强、室外无法覆盖
覆盖区域	100~300 m	100 m 以下
建设成本	高	低
运维管理	运营商负责	代建代维
适用场景	主要针对室外信号覆盖,适用于个人网络应用场景使用	适合小范围精确覆盖,主要针对医院内部对高质量网络的需求,如手术急救等

① 5G 院内广覆盖

5G 网络广覆盖的部署模式主要有 3 种,分别是 NSA 无线网络架构、SA 无线网络架构、NSA/SA 双模基站无线网络架构。5G RAN 架构从 4G 的 BBU、RRU 两级结构将演进到 CU、DU 和 AAU/RRU 三级结构。天线侧采用 Massive MIMO 技术,射频模块与天线一体化集成。5G 部署设备形态优先选择 CU/DU 合设方式(简称为 5G BBU 设备),未来随着 5G 垂直行业等新业务需求,基于 MEC 边缘云,可采用 CU-DU 分离方式。同时,结合机房条件、光纤资源,优先采用 BBU 集中放置方式。

② 区域点覆盖

针对 5G＋高质量医疗专网的建设方案，建议按需建设医疗场所 5G 室内分布系统部署模式，该模式具备覆盖质量佳、热点高容量（海量连接）、低时延高可靠和低功耗等四个 5G 典型技术场景，具有不同的挑战性需求指标，以满足医疗行业用户高速率体验需求。该模式可使用 BBU＋RHUB＋PRRU 部署方案，如图 5-2 所示。

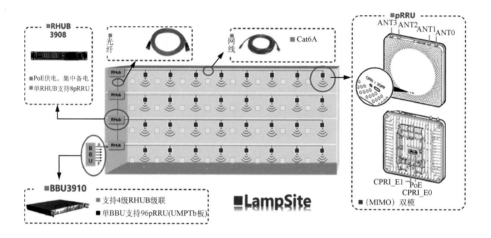

图 5-2　5G 室内分布系统部署方案

5G 网络点覆盖系统由 5G 通信机房和医院楼宇内部组成。5G 通信机房需要增加 1 个 GPS 天线，GPS 天线安装于室外楼顶。同时在机房安装 5G BBU 信号源，并通过光纤接入传输系统。在医院楼宇内部，设计安装 RHUB 和 PRRU，RHUB 与 PRRU 之间通过光电复合缆进行连接，一个 RHUB 可携带 8 个 PRRU，RHUB 采用 220 V 交流供电，PRRU 为 5G 末端天线，通过 RHUB 进行 POE 直流供电。

(4) 云计算建设

云计算平台也称为云平台。云平台主要提供存储、计算和网络三大类能力。存储是云平台与传统数据中心基础架构相分离的地方。云平台基础架构通常使用本地连接的存储，而不是存储区域网络上的共享磁盘阵列。云存储还使用为不同类型的存储方案设计的分布式文件系统，例如对象、大数据或块存储。使用的存储类型取决于企业需要处理的任务。

云存储可以根据需要扩展或缩减,是任何平台和应用程序的基础。

云计算共有 3 种部署模型,即私有云、公共云和混合云,具体特点如下。

① 私有云:云端资源只给一个单位组织内的用户使用,这是私有云的核心特征。而云端的所有权、日常管理和操作的主体到底属于谁并没有严格的规定,可能是本单位,也可能是第三方机构,还有可能是二者的联合。云端位于本单位内部,也可能托管在其他地方。

② 公共云:云端资源开放给社会公众使用。云端的所有权、日常管理和操作的主体可以是一个商业组织、学术结构、政府部门或者它们其中的几个联合。云端可能部署在本地,也可能部署于其他地方。

③ 混合云:混合云由两个或两个以上不同类型的云(私有云、公共云)组成,它们各自独立,但用标准的或专有的技术将它们组合起来,而这些技术能实现云之间的数据和应用程序的平滑流转。由多个相同类型的云组合在一起属于多云的范畴,比如两个私有云组合在一起,混合云属于多云的一种。由私有云和公共云构成的混合云是目前最流行的——当私有云资源短暂性需求过大时,自动租赁公共云资源来平抑私有云资源的需求峰值。

根据不同需求,采用不同的部署模式。私有云模式,医院对硬件和服务流程有着完全的控制,可以根据需求定制底层服务来适应业务系统,迁移至私有云基本不需要任何应用层面的改动。混合云模式为所承载的应用提供全面的网络与信息安全服务,各应用只需要考虑业务应用的需求建设,不需要再考虑建立独立的安全防护措施,能够大大提高应用的建设效率,降低系统建设成本。平台网络与信息安全服务设计,主要是要合理地解决信息安全与信息共享、开放性之间的矛盾。在系统保证安全性和机密性的基础上,保持信息共享和通信畅通的效率。自建机房和云服务的对比如表 5-2 所示。

表 5-2　医院自建机房和使用云服务对比

建设方式	传统自建方案	云服务方案
管理模式	分散管理	统一管理
业务扩展	资源难于扩展	资源池内弹性随时扩展,灵活调度

建设方式	传统自建方案	云服务方案
平台稳定	一般单机或复杂双机软件	云平台 HA 高可靠、资源独享、全面监控告警
数据备份	无备份或本地备份	1∶1 本地备份可提供同城异地备份
网络接入	连接省级接入网	直连运营商骨干网；并提供 99.999％的电路专线服务,延时<10 ms
机房建设	需自建机房	五星级机房
电力保障	无双路供电和油机	双路供电和油机
运维人员	需增加运维人员	无需增加运维人员
运维保障	7×8 h	7×24 h
适用人群	社区服务中心、一级医院、二级医院	业务量大的二级医院、三级医院

(5) 智能物联网设备管理中台建设

物联网设备管理中台的建设应包含以下六大模块:前端模块、应用使能(AEP)模块、运营支撑模块、设备管理(DMP)模块、设备管理(DMP)设备数据处理模块和通用中间件模块。各模块建设要求如下。

① 前端模块,应具备物联设备中台门户、运营支撑前端、DMP 前端等。

② 应用使能(AEP)模块,应具备统一授权模块、通用用户管理、物联网门户、Dashboard 模块、数据地图及操作日志等。

③ 运营支撑模块,应具备看板模块、工单管理模块、项目管理模块、语音短信规则配置、语音短信推送配置及应用中心管理等。

④ 设备管理(DMP)模块,应具备看板管理、分组管理模块、设备管理模块、编解码组件管理模块、南北向日志模块、规则引擎管理模块、产品管理模块、订阅管理模块及系统管理模块等。

⑤ 设备管理(DMP)设备数据处理模块,应具备编解码插件模块、规则引擎模块、数据推送模块、下行指令模块、CoAP 协议模块、MQTT 协议模块、TCP 协议模块及 UDP 协议模块等。

⑥ 通用中间件模块,应具备包含基础组件提供通用能力,保障平台稳定

性及可扩展性。

具体部署的组件包括如下。

① 数据库部署:采用 mysql 集群部署,满足高可用要求。

② redis 集群部署。

③ 消息中间件集群部署:采用 kafka 或 RabbitMQ 集群。

④ java 应用:采用多节点部署。

云化部署及本地化部署环境要求参考表 5-3 和表 5-4。

表 5-3　设备量万级情况下云化部署及本地化部署环境建议

服务器	CPU	内存	硬盘	网络带宽	节点数量	部署方式
nginx/keepalived mysql/redis/kafka	8C	16G	500G	100M	2	主备
apollo/consul/ spring gateway	8C	16G	500G	100M	2	集群
4 个协议解析/编解 码插件/数据推送	8C	16G	500G	100M	2	集群
其他 10 个模块	8C	16G	500G	100M	2	集群
总计	—	—	—	—	8	—

表 5-4　设备量十万级情况下云化部署及本地化部署环境建议

服务器	CPU	内存	硬盘	网络带宽	节点数量	部署方式
nginx/keepalived mysql/redis/kafka	8C	16G	500G	100M	4	主备
apollo/consul/ spring gateway	8C	16G	500G	100M	4	集群
4 个协议解析/编解 码插件/数据推送	8C	16G	500G	100M	4	集群
其他 10 个模块	8C	16G	500G	100M	4	集群
总计	—	—	—	—	16	—

2）专业系统层建设

（1）监测点建设建议

① 监测范围

智慧后勤管理系统应对医院既有建筑内的计量装置及配电系统、通风及空调系统、锅炉系统、照明系统、电梯系统、给排水系统（给水、生活热水、排水系统-集水井、太阳能系统、雨水回收系统和污水处理系统）及医用气体系统（压缩空气系统、负压吸引系统、氧气系统）进行监测。

② 监测点设置

满足对设备进行安全监测、能效监测以及运行决策支持的基本需求，在此基础上，可按现场实际要求扩展点位。

（2）采集系统建设建议

系统可支持监测的楼宇数量＞1 000 幢，可承载的监测点数量＞100 万个，数据采集频率响应时间＜1 s。常规数据查询响应时间＜2 s，模糊查询响应时间＜5 s，并发运行＞20 用户，具体系统技术要求参见《医院后勤设备智能化管理系统建设技术规范》（DB31/T 984—2016）。

（3）采集系统施工建议标准

① 基本要求

应根据医院的配电系统、通风及空调系统、锅炉系统、照明系统、电梯系统、给排水系统（给水、生活热水、排水系统-集水井、太阳能系统、雨水回收系统和污水处理系统）及医用气体系统（压缩空气系统、负压吸引系统、氧气系统）等的监测工艺要求和末端设备的使用场所，选配型号恰当的监测设备，以确保满足使用要求。

② 节能要求

能够对医院的水、电、气等能源消耗进行分项计量、实时监测及分析，及时找出不合理的高能耗点或不合理的耗能习惯，辅助医院节能减排工作，同时符合国家要求，为医院实施节能改造、设备优化及用能行为管理提供数据支撑,提高能源利用效率和管理效率。系统配置应采用标准的硬件和软件接口,可以与各类节能控制系统对接。

(4) 传感器配置建议

采用工业标准制造并与 DDC 相匹配的各类传感器,选用高灵敏度、高稳定性、长寿命的传感器。

传感器安装符合下列规定:

① 管装式或浸探式传感器必须适合于医院现场工作场所(如工作温度、压力、现场使用环境和安装条件等),传感器测量范围的选择应尽可能使设定点在感应范围的中点,传感器必须采用防腐蚀结构,适合固定于振动安装环境的表面。

② 浸探式传感器必须安装于盛有导热填充剂的不锈钢或铜制探井内,探井口应有防止填充剂外溢的设计。

(5) 计量装置配置建议

① 计量装置设置部位应符合以下规定:燃气和给水进行分项计量时,应在进户总管及需考核的分户管道处分别设置计量装置,实现分级计量。

② 电能计量装置设置应符合下列规定:总计量表具应设置在高压供电用户的变压器出线侧或低压供电用户的进户处;分项计量应分为空调、照明与插座、动力和其他用电四项。按电能分项原则设置计量表具,安装至低压总配、楼宇总配、楼层总配。

③ 能耗计量装置技术要求应符合以下规定:单体建筑或分区域须进行能耗计量;各种能源计量装置配置须满足能耗分类、分楼宇、分楼层和分项计量要求;充分利用现有配电设施和低压配电监测系统,合理配置电计量装置。

其他计量装置选型建议具体参见《医院后勤设备智能化管理系统建设技术规范》(DB31/T 984—2016)。

(6) 直接数字控制器(DDC)选型建议

① DDC设备必须分散控制、集中管理,每个子系统都能独立控制,同时在中央工作站做到集中管理,使整个系统的结构完善、性能可靠。

② DDC设备结构形式为模块化,控制方式可配置、可扩展、易维护。

③ DDC设备须具备网络结构的开放性和兼容性,数据传输速率≥100 Mbps。

④ DDC设备可独立或组网完成监测和管理功能。

具体技术要求参见《医院后勤设备智能化管理系统建设技术规范》(DB31/T 984—2016)。

(7) 数据采集软件选型建议

① 数据通过网络传输至医院后勤设备智能化管理系统。

② 采集装置必须符合有线或无线物理接口的智能仪表标准。

数据采集软件采取主动轮询和被动接收两种数据采集模式,主动轮询模式必须支持从年、月、日、时、分、秒的周期配置。

③ 数据传输时必须进行加密处理,并支持断点续传。

④ 数据采集软件必须具备软件运行环境自我检测和维护功能。

⑤ 数据采集软件发生运行故障和数据异常时5 s内自动告警。

⑥ 数据采集软件必须经由具有资质的专业第三方检测机构出具系统检测报告。

3) 集成中台建设

根据图4-3集成中台的逻辑架构,集成中台的建设主要包括四个部分内容:一是子系统驱动程序及支持协议,二是数据的存储及可视化管理,三是对上层应用服务的接口管理,四是系统兼容性、安全性和性能要求。

(1)　子系统驱动程序及支持协议的建设

子系统驱动程序及支持协议可采用物联网边缘设备网关的形式实现,物联网边缘设备网关应能支持通用楼宇智能化协议,如 Modbus、Bacnet、KNX 等通信协议方式,物联网边缘设备网关同时应具备断点续传以及远程管理的能力。

物联网边缘设备网关系统的建设应包含以下五大部分:

① 设备管理,包括协议解析、数据采集、数据标准化、设备基本管理、设备详情查询、设备故障管理、报警管理和电池管理等建设内容。

② 运营管理,包括运营指标呈现、指标统计分析、端到端问题定位、语音短信推送和分权分域管理等。

③ 运维工具,包括工单管理、设备安装、数据图表展现等。

④ 业务管理,包括派单管理、组织机构管理、人员管理、任务管理、GIS 地图展现、消息管理和数据管理等。

⑤ API,涉及设备查询 API、告警查询 API、统计查询 API、设备故障 API 推送、业务告警 API 推送、工单任务 API 推送以及自动化规则。

(2)　数据的存储及可视化管理建议

集成中台的目标是提升医院后勤效能、数据化运营、更好支持业务发展和创新,是多领域、多系统的复杂协同。中台是平台化的自然演进,这种演进带来"去中心化"的组织模式,突出对能力复用、协调控制的能力,以及业务创新的差异化构建能力。

数据指标库建立,明确罗列指标,确认重点指标,避免指标量化过大,针对有效指标进行详细说明,并明确指标数据来源和同业务的逻辑关系。不能仅罗列数据,而是要对数据做解读,解释数据背后的业务含义,找到对业务有用的点。

支持大多数源系统,只对数据进行抽取和呈现,不对数据进行任何操作。支持结构化、非结构化、API 接口的方式作为数据源进行数据管理,结构化数据库支持关系型数据库,非结构化数据支持 nosql 相关数据库,API 接口支持 soap、rest 等方式。

具备决策仪表盘,将数据应用平台中的各种报表、分析、图形组合起来,形象、直观、具体的展示各种指标数据,形成面向业务、面向角色的展示界面。决策仪表盘往往采用驾驶舱的形式,通过各种常见的图表形象标示经济运行环境情况的关键指标,直观地监测各地区环境情况,并可以对异常关键指标预警和挖掘分析。

支持通过大屏展示技术和可视化的解决方案,支持多种类型的数据接口,从数据仓库中抽取出各种各样的数据,依据中心设定的应用逻辑,梳理出资源数据对应的使用逻辑关系,利用数据加工技术和渲染技术进行可视化处理,依托可视化引擎,实现涉及相关指标数据的大屏幕的自动呈现。

在集成数据中台中最为关键的是还同时需要具备搭载人工智能算法的数据驱动引擎,以及基于这个引擎的数据建模应用的驱动智库。这部分的搭建,需要建立一个数据驱动的引擎和一个可建模创建驱动规则的智库系统。

(3) 应用服务接口管理

医院智慧后勤管理系统集成中台,应能提供消息订阅服务、智能分析服务、系统健康分析服务等应用接口服务。各接口服务要求详见 4.4.2 节。

(4) 系统兼容性、安全性及性能

集成中台在系统兼容性、安全性及性能上必须满足以下要求:

① 兼容性要求

● 支持 Windows 系列、Linux 系列等主流操作系统。

● 支持 MySQL、SQL server、Oracle 等主流数据库。

② 安全要求

● 支持强加密机制,如数字签名、单向加密、双向加密、对称加密及非对称加密,并且加密长度不受限制。

- 支持 SSO 服务,即单点登录的方式实现统一认证授权,并在不对业务代码做任务修改的情况下,实现统一认证和授权。

- 支持 SSL 协议,保证数据交互的安全性。

- 支持缓存机制,降低访问 SSO 服务器的频率。

③ 性能要求

- 支持多线程、高可用的运行模式,尽可能利用多余的硬件资源。

- 支持过载保护机制,当负载超出既定阈值时,能够进行资源调配处理,起到应用保护作用。

4) 应用服务层建设

在平台具体实施前,必须经过针对医院现有后勤管理模式、具体流程及相关涉及信息化建设情况进行充分的业务需求调研。调研方式包括:

(1) 表格式信息采集调研;

(2) 相关制度类资料审查;

(3) 相关合约约定类材料查阅;

(4) 具体技术类、设计类文件查询;

(5) 现场实际操作跟踪观察;

(6) 关键岗位的访谈沟通;

(7) 现有系统的操作体验及信息查看分析。

调研的范围涉及当前医院后勤管理的全部范围,以及存在服务交互的相关领域,但不同医院后勤管理模式的差异会有所不同。

根据调研内容按照需求文档模板制订需求文档,以图文结合的形式绘制出每个模板的功能按钮、视图样式等,并对每一个模块编制相应流程图,以便多方了解详细的模块操作流程。

需求撰写完毕后，及时与实际调研内容结合核对每一功能是否添加完善。医院院方应确认调研报告。调研报告建议包括以下内容：

(1) 医院后勤管理现状与痛点需求。

(2) 后勤智能化涉及技术应用情况。

(3) 后勤部门组织结构和岗位分工情况。

(4) 后勤各管理板块制度建设情况。

(5) 后勤各管理板块主要业务过程情况。

(6) 院内后勤相关现有系统情况。

(7) 应用新平台还需完善调整的具体问题。

5.2.3　部署测试阶段管理工作要点

作为提高软件产品质量的最重要手段，加强对软件产品的测试得到了各家医院后勤的高度重视。因此软件测试是整个软件上线前的一项重要工作，建设方要加强测试管理，逐步建立完善的测试体系、流程和制度。

经过前期对环境设备的调研和分析，对环境做出合理规划，分为测试环境和正式环境。所有没有上线的系统都要在测试环境进行测试，测试没有问题后，再转至正式环境复测一遍。

1）测试环境建设目标

(1) 提高测试效率，提高测试充分性，更好地保障系统质量。

(2) 测试环境管理更加有序、高效、规范。

(3) 更加合理安排资源，提高测试资源利用率。

2）测试要求

（1） 在项目前期、需求文档确立基线前要对需求文档进行测试，从用户体验和测试的角度提出自己的看法和要求。

（2） 编写合理的测试计划，从哪几个模块开始，并与项目整体计划有序地整合在一起。

（3） 编写覆盖率高的统一测试用例。

（4） 针对测试需求进行相关的测试研究，认真仔细地实施测试工作，进行缺陷跟踪分析，并及时与部门领导成员相互沟通交流、达成共识。

（5） 项目测试上线后及时进行质量跟踪与验证，以便出现问题能及时解决。

3）测试规范和方法

在充分认识软件测试的必要性与重要性的同时，需要结合实际以及软件开发和软件运维的具体情况，对软件测试进行体系化的研究和实践，积极探索如何在适应各方面约束的基础上，更加有效和高效地开展软件测试工作的方式和方法。

（1） 标准产品类

① 测试计划编写：根据年度计划编写每个产品的测试计划。

② 测试用例编写：根据需求调研设计的需求文档编写测试用例。

③ 执行测试：根据测试计划执行测试。

④ 测试报告编写：测试完成后出具测试报告。

（2） 第三方产品接入类

① 技术沟通：与第三方产品进行技术沟通了解详细情况。

② 编写测试方案、测试用例。

③ 执行测试：根据计划执行测试工作。

④ 测试报告编写：出具测试报告。

5.2.4　上线试运行阶段管理工作要点

1）上线运行计划

上线运行前，项目实施人员要检查项目实施进度，对项目实施情况进行评估，确保项目具备上线运行的条件。主要工作有：制订上线计划，确定评估任务、时间、范围和参与人员；评估原有系统运行状态，通过评估用户当前现状，确定现有数据的准确性，收集和整理存在的问题，落实解决时间、负责人，为制定上线运行计划方案做好准备；检查用户培训情况，确认主要岗位操作人员都达到培训要求。

通过制订上线运行方案，明确上线运行的目标、实施计划、人员组织、步骤和方法及上线监控措施。

2）上线实施

组织实施人员对医院院内相关人员的软硬件环境进行检查，确认各部门等相关单位已经做好准备。

项目实施人员按照上线运行方案的要求，组织医院对应部门不同岗位进行对应培训，可制订实施方案手册。

培训过程中，收集各岗位运行过程中存在的问题，筛选整理完成后统一文档，经平台项目经理确认后交由开发人员进行相关修改。实施过程中也可能存在一些非人为困难，需及时解决。

3）上线检查

在上线实施过程中进行上线运行检查活动是为了确定上线实施是否与目标要求一致，分析确定出现偏差的原因，以便指导对应部门成员实施改进工作。

上线运行工作检查可以检验上线运行结果是否符合客户的需求。具体检查过程必须依据之前设计策划的书面方案进行逐一核查，确保落地应用和策划的吻合度。在上线实施阶段，对于实施过程中出现的问题，实施人员要及时进行记录和跟踪处理。实施人员可以采用编制上线问题跟踪表的方式,内容包括:问题类型、问题描述、提出人、问题优先级、负责人、解决方案、解决时间和问题状态。问题记录结果由项目经理组织项目组定期进行谈论和分析,落实解决问题的负责人、解决方案和解决时间,确保问题可以得到解决。

项目经理须定期(至少每周)对照上线计划,检查各项工作的实施情况,对于推迟或出现问题的任务节点组织召开分析会议。

4)上线验收及总结

上线验收前充分做好准备工作,完成硬件方面部署,软件功能完善测试,对特定功能进行重点测试。

整理系统功能列表,根据建设方案,需求文档进行匹配,依据系统功能列表进行验收测试,按验收要求进行记录,需满足以下要求:

(1) 根据功能测试用例,逐项测试,检查产品是否达到需求功能要点;

(2) 最终数据是否与产品需求及用户文档中的说明相对应;

(3) 保证在规定的时间和条件下不出现阻碍软件使用的致命性缺陷;

(4) 安全性测试通过非法登陆、漏洞扫描、模拟攻击等方式检测系统的认证机制、加密机制、防病毒功能等安全防护策略的健全性;

(5) 软件配套说明文档完整,包括最终版需求文档、操作说明文档、相关测试用例文档。

项目整体上线验收完成后,即可进入运行实施阶段,并对整理项目进行总结归纳工作,对项目的实施过程进行复盘,总结实施过程中遇到的问题,对解决方案进行探讨,以便发现更好的方案或策略。通过对项目中的问题进行总结来指导后续工作,提前规避相关问题。

5.2.5 数据上报测试阶段管理工作要点

为及时准确获取医院空间、设备、能耗、成本、运维及服务质量等各类业务评价数据,要求医院加强和规范医院数据上报管理,实现申康后勤运维评价与促进平台和医院数据的互联互通,形成稳定的数据上报、分析、反馈机制,保证上报申康后勤运维评价与促进平台的数据及时、完整、准确,有力支撑申康中心层面的管理与决策,服务医院的精细化管理。同时,规范数据报送渠道与口径,避免重复报送。

数据上报内容主要包括医院楼宇基建、医疗业务量、能源账单、通用设备、后勤人员、运行维护及成本和安全运行等数据。

1) 数据上报模式

医院数据上报分为手工填报及自动采集两种方式,统一通过医院智慧后勤管理分平台集中上报数据至总平台,即申康后勤运维评价与促进平台。

(1) 手工填报:在智慧后勤管理平台手工录入,由平台专管员按时填报数据。主要填报内容为家底概况类、能耗类及安防建设类数据。

(2) 自动采集:基于医院智慧后勤管理平台正常应用,总平台按时自动抓取需上报的数据,无须人工填报。主要为运行效率、成本类、服务满意度及部分安全运行数据。其中如有数据来源于第三方系统,非医院后勤智能化平台采集的数据,需医院开放系统接口,按数据上报要求自动传输数据至医院后勤智能化平台,再统一通过平台自动上报至申康后勤运维评价与促进平台。

2) 数据上报网络路径

数据上报网络路径整体利用各医院后勤专用外网传输数据至申康后勤运维评价与促进平台总服务器,再转接入医联政务网推至申康中心,完成数据上报网络传输。

上报的数据统一由医院后勤智能化平台采集并上报至申康后勤运维评价与促进平台。

3) 数据上报频率

按医院业务及管理需求,上报数据原则上按月度或年度定期上报,如有临时需上报数据,再根据通知上报。系统每天会定时进行数据传输,须确保系统运行正常,外网通畅。

数据上报频率应符合上级单位要求。

4) 数据填报规范

平台数据由专管员进行规范化填写或导入,并定期进行增量填报,手工填报的所有数据需保留原始基础数据电子文档,由医院专管员保存,方便数据复核及追踪溯源。

数据填报过程中,如发现已上报数据为错误数据而需修正,可在系统中修改;无法修改的数据,须及时联系平台运维单位,经申康中心审核同意后方能修改。

(1) 手工填报数据

专管员登录平台,按上报时间要求在平台对应模块中的数据字段规范填写数据,填写数据保证真实、准确。

填报数据源自医院各部门或各系统,由医院平台专管员统一在院内收集、整理,严格按照上报频率通过医院智慧后勤管理系统定期录入,并保留数据电子文档。其中安全运行类数据主要为安防数据,可由医院安防部门或服务商获取。

(2) 自动采集数据

医院正常使用平台进行报修、巡检、满意度评价等业务活动,同时保障系统网络传输正常,申康后勤运维评价与促进平台自动抓取数据,形成指标评价数据。其中如有第三方系统数据,需保障上报数据正常传输至医院后勤智能化平台,再完成数据上报。

5) 数据审核及上报

数据填报过程中,系统根据数据规则自动校验数据准确性,并报错提醒。平台专管员在填报数据后可对数据进行检查及复核,保障数据完整、准确地填写。

平台按上报频率自动检测已填报数据,对未按时完成填报或填报未完整的医院发送提醒,医院专管员需及时配合完成数据上报。

数据上报至申康后勤运维评价与促进平台后,测试阶段申康中心会组织开展对各医院上报的数据进行抽查、分析及复核,反馈医院数据上报质量;医院根据意见复核或修改数据,经过一段时间的数据采集,保证上报数据完整及准确。

5.2.6　验收交付阶段管理工作要点

验收是项目从实施到维护的一个关键阶段,验收通过之后实施的项目,标志着项目正式实施完成,进入系统维护阶段。为使信息化项目建设按照原有规划设计方案要求进行,确保项目完成后达到有关要求和标准,运行正常平稳,必须进行项目验收。

1)项目验收前提条件

(1)从多方的反馈和系统稳定性方面来看,整个系统的运行已经进入正轨,需求的响应也已基本完成,并稳定运行后才能组织验收。

(2)所有系统模块按照合同要求全部建成,并满足使用要求。

(3)已通过软件系统测试评审。

(4)软件已置于配置管理之下。

(5)各种技术文档和验收资料完备,符合合同的内容。

(6)系统建设和数据处理符合信息安全的要求。

(7)外购的操作系统、数据库、中间件、应用软件和开发工具符合知识产权相关政策法规的要求。

(8)各种设备经加电测试运行、应用软件部署,状态正常。

(9)经过相关主管部门和项目业主同意。

(10)合同或合同附件规定的其他验收条件。

2）验收方法

项目验收是项目开发建设中有组织的主动性行为，它是对项目建设高度负责的体现，也是项目建设成功的重要保证。为保证项目验收质量，针对不同的验收内容，在实施验收操作中，可以采取以下不同的方法。

（1）登记法

对项目中所设计的所有硬件、软件和应用程序一一登记，特别是硬件使用手册、软件使用手册、应用程序各种技术文档等一定要登记造册，不可遗漏，并妥善保管。对项目建设中根据实际进展情况双方同意后修订的合同条款、协调发展建设中的问题进行登记。

（2）对照法

对照检查项目各项建设内容的结果是否与合同条款及工程施工方案一致。

（3）操作法

这是项目建设最主要的验收方法。首先，对项目系统硬件一一实际加电操作，验证是否与硬件提供的技术性能相一致；其次，运行项目软件系统，检验其管理硬件及应用软件的实际能力是否与合同规定的一致；最后，运行应用软件，进行实际业务处理，检查是否与合同规定的一致、达到了预期的目的。

3）验收结论

验收结果根据验收对象需要做划分。首先硬件建设部分的验收应按照工程建设类验收结论进行划分，分为通过和不通过两种。符合建设设计要求及相关建设标准的结论为通过；为满足建设设计要求或未达到相关建设标准要求的结论为不通过，需要进行整改直到符合通过条件为止。

其次是系统软件部分的验收。该部分应按信息化系统类验收结论进行划分，分为验收合格、需要复议和验收不合格三种。

验收合格指：①软件系统符合合同规定的全部功能和非功能要求；②文档齐全，符合合同要求或相关标准的规定（详见 GB/T 8567—2006）；

③文档之间一致,程序和文档相符;④对被验收软件系统在验收测试中查出的错误总数及在验收审查时查出的交付文档中的错误总数,均不得超过双方约定的数目;⑤需要通过功能和性能强度测试。

需要复议指:由于提供材料不详难以判断,或合同约定的全部功能和非功能要求完成不足 100%但高于 80%,并难以确定其原因等导致验收结论争议较大的,视为需要复议。

不满足以上条件为验收不合格,需要限期整改,经整改后重新申请验收。

具体参见《软件系统验收规范》(GB/T 28035—2011)。

(4) 项目交付

项目竣工验收合格后,应办理项目交接手续。项目的移交由实体移交和项目文件移交两部分组成。

6 医院智慧后勤管理系统的维护与升级

6.1 平台技术运维管理工作要点

6.1.1 信息基础设施层运维管理工作要点

1）机房及设备运维

(1) 院内机房维护内容

① 机房主机设备维护管理，包括计算机服务器（包括 PC 服务器及存储服务器）和网络设备（交换路由设备等）。

② 机房监控设备维护管理，包括供配电监测系统、温度环境检测系统、门禁设备系统和保安监控设备。

③ 机房空调与配电设备维护管理，包括空调设备、新风设备、UPS 电池和主配电箱。

④ 机房消防设备维护管理，包括烟感热感探测器、手动报警按钮和报警控制器、灭火器的控制装置。

⑤ 机房供水水路、电路及照明维护管理，包括水电路管线及接口的检查维护。

⑥ 机房基础维护管理，包括机柜线路的整理、标签检查更换、机房除尘清洁、防火地板、墙面、吊顶、门窗及相关配套的维护管理。

(2) 院内机房主要设备及安全维护内容

① 服务器维护及安全

● 关闭无用的端口。网络连接都是通过开放的应用端口来实现的。尽可能减少开放端口，以减少被攻击机会。关闭掉不会用到的服务，telnet 使用更为安全的 ssh 来代替。下载端口扫描程序扫描系统，发现有未知的开放端口，找到正使用它的进程，从而判断是否可关闭。

Windows 主机可采用定义安全策略的方法关闭隐患端口，也可采用筛选 tcp 端口添加允许的端口，其余端口就被自动排除。

Linux 主机可检查 inetd.conf 文件，在该文件中注释掉那些不会用到的服务。

● 删除不用的软件包。将不需要的服务一律删除，同时可以腾出空间运行必要的服务，既节省资源又能保证服务器安全。

不设置缺省路由。在服务器中，应该严格禁止设置缺省路由，建议为每一个子网或网段设置一个路由，否则其他机器就可能通过一定方式访问该服务器而造成安全隐患。

● 口令管理。服务器登陆口令的长度不少于 8 个字符，口令的组成应以无规则的大小写字母、数字和符号相结合，严格避免用英语单词或词组等设置口令，定期更换。

Windows 主机通过组策略中的密码策略强制使用强密码并要求定期修改，为 administrator 账号改名。

Linux 主机口令的保护涉及对所有用户（包括系统管理员）的账号和密码所在文件的保护，只有系统管理员才有权限访问这些文件。安装口令过滤工具加特定加密指令，检查系统口令是否可经受攻击。

● 分区管理。潜在的攻击首先就会尝试缓冲区溢出，以缓冲区溢出为类型的安全漏洞是最为常见的一种形式。更为严重的是，缓冲区溢出漏洞占了远程网络攻击的绝大多数，这种攻击可以轻易使得一个匿名的 Internet 用户有机会获得一台主机的部分或全部的控制权。

Windows 主机分区格式采用 ntfs 文件格式，对不同的文件夹设置不同的权限。为防止缓冲区溢出类型的网络攻击，安装相应的溢出漏洞补丁;日志文件放在非系统分区上。

Linux 主机可为/var 开辟单独的分区,用来存放日志和邮件,以避免 root 分区被溢出。为特殊的应用程序单独开一个分区,特别是可以产生大量日志的程序,为/home 单独分一个区,防止/home 目录文件填满根分区,避免部分针对 Linux 分区溢出的恶意攻击。

● 防范网络嗅探。使用安全的拓扑结构、会话加密、使用静态的 ARP 地址来防范。

● 完整的日志管理。日志文件记录着系统运行情况,攻击者往往在攻击时修改日志文件来隐藏踪迹。因此,需要对日志文件及目录设置严格的访问权限,禁止其他用户的读取和写入权限。

Windows 主机开启审核策略,对账户管理、登录事件、对象访问、策略更改、特权使用、系统事件、目录服务访问及账户登录事件的成功失败进行审核,产生日志文件,同时只有系统管理员对日志文件有访问权限。

Linux 主机要限制对/var/log 文件的访问,禁止一般权限的用户去查看日志文件;另外,安装 icmp/tcp 日志管理程序,观察可疑的多次的连接尝试。

● 使用安全工具软件。Windows 主机可部署防病毒软件,安装微软基线安全分析器 MBSA 扫描服务器操作系统漏洞,及时下载 server pack 和漏洞补丁。部署主机 IDS(入侵检测系统)。

Linux 主机使用"城堡 linux"建构一个安全性的环境。

② 其他物理设备维护

机房除尘及环境维护建议:定期会对设备进行除尘处理、清理,防止由于机器运转、静电等因素将尘土吸入监控设备内部;同时检查机房通风、散热、净尘和供电等设施;机房室内温度在 5℃～35℃,相对湿度应控制在 10%～80%之间。

机房空调维护建议:定期检查空调运行是否正常,换风设备运转是否正常;测量温度,确定是否缺少制冷剂;检查低压保护开关及其他附件。

UPS 及电池维护建议：根据实际情况进行电池核对性容量测试；进行电池组充放电维护及调整充电电流，确保电池组正常工作；查清各参数是否配置正确；定期进行 UPS 功能测试切换试验。

消防设备维护建议：检查火警探测器、手动报警按钮、火灾警报装置外观及试验报警功能；检查火灾警报控制器的自检、消音、复位功能及主备用电源切换功能。

电路及照明电路维护建议：镇流器、灯管及时更换，开关更换；线头氧化处理，标签巡查更换；供电线路绝缘检查，防止意外短路。

机房基础维护建议：静电地板清洗清洁，地面除尘；缝隙调整，损坏更换；接地电阻测试；主接地点除锈、接头紧固；防雷器检查；接地线触点防氧化加固。

机房运维管理体系：建议制定紧急运维机制，维护人员 24 h 及时响应。

2）云服务管理运维

减少云平台故障最基本的措施是建立完善的运维操作规程，将云平台故障限定在可控的范围之内（即在任何情况下均可以按照相应的程序和流程对事件进行规范化处理），以实现安全生产的目的。服务上需不断总结自身运维经验，提供系统化运维解决方案。

整个运维方案从运维支撑服务、虚拟资源服务、运维流程管理、运维团队、节假日保障方案、故障处理及响应方案、应急响应方案以及运维考核八个方面，多维度构画运维总体解决方案。

运维支撑服务主要包括技术支持服务、现场运维服务。技术支持服务提供多种形式的技术保障途径：热线电话、电子邮件客服邮箱和在线网站等；现场运维服务主要负责主机资源、存储资源、云平台内网络资源、平台安全、PAAS 层服务及云管理平台的运维服务，保证对日常云平台业务进行第一时间处理响应。

基础设施运维主要包括机房基础运维、传输及网络运维。根据监控系统各部分设备的使用说明，每月检测其各项技术参数及监控系统传输线路质量，处理故障隐患，协助监控主管设定使用级别等各种数据，确保各部分设备各项功能能良好，能够正常运行。

云管控平台是云计算服务的管控平台，着眼于改善用户运维及运营管理中面临的诸多问题。云管控平台提供对数据中心的计算、存储、网络、安全以及政务云平台等软硬件的 7×24 h 远程实时监控与 5 d×8 h 现场运维支撑服务。定时进行漏洞检测、安全加固和补丁升级，保障虚拟化平台的动态可靠。云平台为独享客户完全不受其他客户干扰，可有效避免带宽抢占、病毒木马、ARP 攻击、中间人窃取和僵尸网络感染等其他客户恶意行为导致的安全问题，保障网络运行更加安全、稳定、可靠。

监控系统主要包括仪表盘展现模块、网络拓扑管理模块、告警管理模块、性能监控管理模块和报表管理模块。通过运行云平台提供的后台采集程序，实时将采集到的数据同步展示在资源管理平台的展现层中，并且存储到数据中以便于管理人员按照相应查询条件了解当前系统在任意时间内的运行状况。

云平台日常运维管理规范符合 ITIL V3 标准，内容包括：事件管理、问题管理、变更管理、容量管理、配置管理、可用性管理、连续性管理、网络管理、基础设施管理、系统管理、应用管理、信息安全管理、业务关系管理、人力资源管理、值班管理和服务质量管理。

3）院内有线网络运维

(1) 有线网络运维

定期对院内所有节点链路进行网络测试诊断，识别是否有丢包及暗点现象，按网络设备维保年限定期更换对应网络设备、网络线材，对核心层、汇聚层、接入层部署 Zabbix 预警断网探针，启到实时监控网络监控状态，发现问题并第一时间进行维护。

(2) 交换机的安全

启用 VLAN 技术。在交换机的端口上定义 VLAN，所有连接到这个特定端口的终端都是虚拟网络的一部分，并且整个网络可以支持多个 VLAN。VLAN 通过建立网络防火墙使不必要的数据流量减至最少，隔离各个 VLAN 间的传输和可能出现的问题，使网络吞吐量大大增加，减少了网络延迟。在虚拟网络环境中,可以通过划分不同的虚拟网络来控制处于同一物理网段中的用户之间的通信。如此,有效地实现了数据的保密工作,而且配置起来并不麻烦,管理员可以逻辑上重新配置网络,迅速、简单、有效地平衡负载流量,增加、删除和修改用户,而不必从物理上调整网络配置。

(3) 路由器的安全

① 堵住安全漏洞:限制系统物理访问是确保路由器安全的最有效方法。将控制台和终端会话配置成在较短闲置时间后自动退出系统,避免将调制解调器连接至路由器的辅助端口也很重要。限制路由器的物理访问,确保路由器的安全补丁是最新的。

② 避免身份危机:加长口令、选用 $30\sim60$ d 的口令有效期等措施有助于防止这类漏洞。另外,一旦重要的 IT 员工离职,采取更换口令,启用路由器上的口令加密功能。

4) 5G 网络运维工作

随着 5G 设备与 5G 应用在医疗领域的部署,更多医疗设备将会通过高速、低时延的 5G 专网和边缘云进行连接,医疗设备承载具体诊疗职能,并打破了医疗信息化的时间与空间限制,但随之而来的是 IT 管理难度和规模的加大。如果不能对医院的信息管理手段进行针对性升级,将无法把 5G 带来的收益真正落到实处。

5G 网络的复杂性和灵活性,给 5G 网络运维带来前所未有的挑战,传统运维模式无法满足成本和效率的需求。网络运维方式正在向云网联动的自动化运维进阶。整体上,5G 自动化运维系统,通过微服务化实现业务架构与 IT 架构解耦,通过设计态与运行态分离,支持模型驱动的自动化开通、策略驱动的自动化运维,从代码级 DevOps 到业务级 DesignOps,支持设计开发、运营运维一体化,具备互联网式的开发运营能力。面向 5G 网络未来发展,基于 NetOps 构建互联网化的 DevOps 自动化系统是 5G 运维的关键所在。

医院在实施 5G 网络运维过程中需要突破传统网络边界,同时要确保数据安全。5G 医疗专网的构建让医疗资源的利用扩展到更大的网络范围,医疗运营管理体系需要对于 5G 医疗专网的各类资源进行高效的跟踪、管控。同时由于大量医疗数据的隐私性保护要求,若无法对 5G 医疗专网进行有效的运维管理并构建自适应的网络安全架构,则可能会存在着数据安全以及医疗质量的风险。医院需求通过前后台一体化运维建设,并梳理核心业务的网络保障流程,最终实现建立满足医院实际应用需求的闭环管理体系。

5G 基站维护的重点是按照维护作业计划落实对基站设备、传输、电源设备、空调和机房环境等的日出维护工作,通过加强预防性维护工作,保证设备良好的运行环境,提高设备可靠性、降低故障率、提高网络性能。例行维护方法可分为三类:突发性维护、日常健康检查和周期性健康检查。

对于室内分布的 5G 设备 RRU 和 BBU 等,可以重点检查:设备外表、设备清洁、指示灯和螺钉紧固。若 RRU 检查出需要整改处,可联系网管维护人员。

6.1.2 专业系统层运维管理工作要点

专业系统层维护管理主要包括三部分:基础管理、日常作业维护管理及安全生产管理。

1) 基础管理
基础管理包括建立、定期更新自有平台的维护文档,内容包括设备清单、系统拓扑、系统组网、应急预案、网络端口资料和电路信息等资料。

2) 日常作业维护管理
日常作业维护管理根据平台实际情况,制订详细的日常作业计划。作业计划内容完备,有日、周、月巡检计划,作业计划按时执行。

定期对智能化设备的运行情况进行检查,并对各设备进行表面性检查,并对需要保养的相关设备进行保养,以达到早期发现系统或设备的隐患,防患于未然的目的。

针对医院院方使用要求上的变化、智能化设备监控内容的变化、智能化设备使用环境上的变化等进行相适应调整的维护,例如:由于房间功能使用上的变化,需要在中央空调控制温度的基础上增加对湿度的控制,那么就需要增加除湿、加湿的设备,而系统就需要增加控制这些设备的 I/O 模块,并增加检测房间湿度的传感器,且重新设计程序,控制房间的温湿度。

建立备份管理制度,对重要的程序、配置、数据库有定期备份,保障备份还原可用,备份应存放至其他主机或磁阵,在割接及版本升级前须进行程序和配置备份。

制订平台应急预案,确保发生影响或中断业务故障时能快速恢复业务,对系统的使用不构成关键性影响的故障,允许维护方在一定时间内对系统进行调整和修复;对系统紧急性故障进行维护时,在承诺的时间内到达现场进行处理。紧急性故障是指影响程度到无法使用(或部分丧失使用)系统的故障,或者是影响到关键功能实现的故障,其一般包括以下几种:

(1) 系统的中央系统软件及其各子系统中央主机管理控制程序、时间程序出现异常的故障;

(2) 系统宕机、通信中断等故障;

(3) 现场 DDC 控制器出现异常的故障;

(4) 现场各子系统关键部位传感器或执行机构异常的故障。

3) 安全生产管理

安全生产管理包括定期安全评估,对安全漏洞及时整改。

对因业务特性无法进行整改的漏洞应尽量减少漏洞暴露面和漏洞可能影响的损失。不断加强操作控制、运行控制及操作设备控制,确保平台数据存储、交互的隐私性与完整性。敏感数据的存储应加密,数据的传输应采取加密方式,数据根据敏感等级应做好访问限制。

对系统进行全面检测和调整的服务,其实质是对整个系统的功能进行全面测试,相当于一次简化的系统调试过程,例如:

(1) 检查中央站主机的硬件,是否完好;

(2) 软件模块是否能正常使用,各种功能使用正常;

(3) 检查 DDC 工作是否正常,各输入输出模块工作是否正常,检查 DDC 接线端子是否有松动情况,检测 DDC 工作环境是否符合要求;

(4) 使用相关仪器检测传感器精度是否在误差范围内,检查执行机构是否能够按照指令平滑、准确地执行指令;

(5) 检查系统在各现场配电箱内接线情况;

(6) 检测各主要软件功能是否能够实现,控制流程、联动关系、控制精度是否符合要求等。

系统性维护对提高系统的使用寿命,保证系统的正常使用具有关键性作用。

6.1.3　集成中台层运维管理工作要点

1) 集成中台运维

关于集成中台每日运维内容建议覆盖以下范围。

(1) 数据检查

每日批处理运行前、运行完成后都需要对源头的数据和生产出的数据进行检查,确保当日批处理程序正常运行。检查工作每次 10 min 内完成,且必须在启动程序(批处理程序)前执行。

(2) 定长数据的检查

向批量数据交换平台发送 FIX 数据,以检查是否存在程序出错。检查集成中台所有模块的转定长情况,需要确认完结结束语为 END 结束;同时还需检查 LOG 日志中是否存在运行过程中终止或假死现象。

(3) 源数据是否全部到达

数据仓库每日定时触发加载。在正常情况下,数据仓库项目组要求各系统源数据抽取必须在每日 05:00 之前完成,并传送到总数据交换平台。如果数据抽取或传送出现错误,则会触发源系统接口补导程序在

06:00前完成数据补导操作。

加载触发之后,每台ETL(数据仓库技术)server上都启动了ftpall和getall两个作业,其中ftpall脚本负责从数据交互平台获取源系统文件,getall脚本负责对源系统文件进行解压、格式检查,并将检查结果存放在DQC日志表中。

(4) 下游系统数据是否全部给出

每日定时检查给下游系统的数据是否全部给出,因为导数及上传脚本并非都有时时报错机制。

① 集成中台数据库每日运维内容建议

● 暂存(STAGE)区库空间检查。检查数据库STAGE各子库的空间情况,MaxPerm是否比CurrPerm多20%的空间,若没有,则及时进行人工处理;查看DatabaseSpace.log日志最近一次的统计结果,如果发现对应的库的per有超过90%的使用率的,则及时增加空间。

● 应用(App_Space)库空间是否足够。检查数据库App下面各子库的空间情况,MaxPerm是否比CurrPerm多20%的空间,若没有,则及时进行人工处理;查看DatabaseSpace.log日志最近一次的统计结果,如果发现对应的库的per有超过90%的使用率的,则及时增加空间。

● 物理数据模型(PMD)库空间是否足够。检查数据库PMD下面各子库的空间情况,MaxPerm是否比CurrPerm多20%的空间,若没有,则及时进行人工处理;查看DatabaseSpace.log日志最近一次的统计结果,如果发现对应的库的per有超过90%使用率的,则及时增加空间。

② 集成中台ETL运维内容建议

● 云监控(AWS)是否有报警显示:定时巡检节点硬件情况,及AWS告警状态是否处于正常状态。

● ETL Automation监控窗口是否存在异常作业:定时巡检ETL Monitor监控窗口是否有failed的脚本错误提示或其他异常提示。

- Job 状态是否正常：定时巡检 ETL Monitor 监控窗口是否有 failed 的脚本错误提示或其他异常提示。

- 数据日期的转换作业完成时间（Ctlall 的时间）：定时巡检 ETL Job Ctlall 是否完成，记录完成时间。

- 前一日的 Alldone 状态：定时巡检上日 Alldone 的时间。

- 空间是否足够：定时巡检是否有足够的空间，以便数据备份需要。

③ 集成中台系统及数据备份运维内容建议

- 集成中台运行系统每天生产运行结束后需要备份源数据、运行脚本、日志、数据库等进行备份，备份到备份库进行存储，有永久和每日循环两种方式；备份方式是通过 Automation 调度机制调度脚本来触发 Netvalut 进行备份工作。

- 定时生成运维日志，以便随时查看系统的运行状况。

④ 集成中台事件触发运维内容建议

主要是针对各种下发包进行的维护，当下发包中涉及脚本更新时，需要对后续批处理的 log 文件进行跟踪，确认下发的正确性；有 SDDL 或者 DLL 变动时，需要跟踪下一日的批处理状态，保证加载和转换的正确性；新增接口时，需要跟踪新增的接口加载是否正确等。

具体步骤如下：

- 接收应用发布通知；

- 确定上线时间；

- 明确发布内容；

- 上线实施配合工作；

- 系统上线实施测试；

● 系统上线后运行结果跟踪检查；

● 提交上线结果验证报告。

2）台数据库运维

(1) 集成中台数据库运维建议

① 系统诊断：了解当前运行的数据库的状态，发现数据库性能瓶颈。

● 调整服务器内存分配。例如，可以根据数据库运行状况调整数据库系统全局区（SGA区）的数据缓冲区、日志缓冲区和共享池的大小；还可以调整程序全局区（PGA区）的大小。

● 调整硬盘I/O问题，达到I/O负载均衡。

● 调整运用程序结构设计。

● 优化调整操作系统参数和使用资源管理器。

● SQL优化、诊断latch竞争、Rollback（undo）Segment优化、提升block的效率。

● 检查数据库的等待事件，检查死锁及处理，检查cpu、I/O、内存性能，查看是否有僵死进程，检查行链接/迁移，定期做统计分析，检查缓冲区命中率，检查共享池命中率，检查排序区，检查日志缓冲区。

② 空间及安全管理：数据库存储结构的调优，包括定期检查数据库的存储结构，发现数据库存储中的主要问题（如数据库碎片），进行碎片重组和数据分布以及容量规划和安全性等。

● 检查数据库实例状态。

● 检查数据库服务进程。

● 检查数据库监听状态。

● 检查系统磁盘空间。

- 检查一些扩展异常的对象。

- 检查 system 表空间内的内容。

- 检查对象的下一扩展与表空间的最大扩展值。

- 检查数据库安全性。

- 检查系统安全日志信息。

- 检查用户修改密码。

③ 调优 SQL：分析对系统性能影响比较大的 SQL 语句，调整 SQL 语句的执行效率。使 SQL 存取尽可能少的数据块。

- 确定合理的性能优化目标。

- 测试并记录当前的性能指标。

- 确定当前存在的数据库性能瓶颈（数据库中何处存在等待，哪个 SQL 语句与此有关）。

- 确定当前的操作系统瓶颈。

- 优化相关的组件（应用、数据库、I/O、连接 OS 及其他）。

- 跟踪并实施变化管理制度。

- 测试并记录目前的性能指标。

④ 数据库备份检查。

- 检查数据库备份日志信息。

- 检查 backup 卷中文件产生的时间。

- 检查数据库用户的 email。

(2) 数据库运维实施过程建议

第一个阶段为优化实施阶段,包括各个应用系统的环境情况调查,应用系统的统计登记、数据库系统的优化等。

第二个阶段为运维阶段,主要包括相关应用的培训,数据库管理培训、数据库备份恢复的培训以及后期系统运维、检查等保护措施,定期对全厂数据库及系统进行巡检,巡检内容包括:系统日志、网络状况、系统空间状况、存储设备状态、系统性能、产品参数与配置、数据库各种文件的状态与配置、数据库安全审计、数据对象配置的合理性、实例的运行效率及SQL 代码性能调优等。

6.1.4　应用服务层运维管理工作要点

该部分主要是针对用户使用服务的运维,确保服务在不断迭代保持稳定性。

1)　配置管理

配置管理是控制一个变化中的应用架构(标准化和状态监控),鉴别配置项目(清册、相互关联、审核与注册),收集和管理有关应用架构的文档,为所有其他流程提供应用架构的相关信息。

配置管理是所有应用运维管理流程不可分割的一部分,拥有当前架构中所有部件的最新、准确、全面和详细的信息,并管理其变更,使这些信息高效支持其他流程运行。变更管理可以与配置管理集成。建议在配置管理系统中控制变更的登录和实施,并在配置管理系统的帮助下对变更影响做出评估。因此所有变更请求应该被输入配置管理数据库(CMDB),并随着变更请求的进展随时更新记录,直至其实施。

配置管理系统识别一个变更项目和架构中与其他部件的关系,将这些部件的所有人召集到影响评估流程中来。不管一个变更是否在架构中实施,相互关联的配置管理记录应该在 CMDB 中得到更新。最好在变更发生时,使用集成工具自动地更新记录。

CMDB 应该开放给整个服务支持,使所有人理解部件失效可能的原因,从而使突发事件和问题可以更容易被解决。

2）变更管理

变更管理对应用架构实施可控的变更。目标是确定所需的变更，使这些变更在对应用服务产生最小的不利影响范围内得以实施。同时确保其变更是可追溯的，而且是经过实施、开发小组内部有效地磋商和协调后确定的。在院方提交变更请求后，由配置管理流程监控其状态，与问题管理和若干其他流程进行协调。变更实施履行需特定路径，包括定义、计划、建立、测试、接受、实施和评估。

变更管理流程依赖于配置数据的准确性，以确保获知所有实行变更造成的影响。因此变更管理与配置管理之间有密切的联系。

3）发布管理

发布一组配置应用经过测试被引入处于活动状态的环境中。发布管理的主要目标是确保发布信息被成功地公布，包括归纳综合、测试与存档。

发布管理确保只有经过测试和正确授权的软硬件版本才能提供给应用运行环境。发布管理与配置管理和变更管理的行为密切相关。真实的变更实施经常通过发布管理行为得以贯彻。

变更的结果可能经常来自新硬件、新版本软件以及新的文档（自行建立，或购买而来）等。对它们进行控制，并打包和颁发。有关存档安全和公布程序应该和变更管理和配置管理流程紧密集成。发布的程序也可能作为突发事件管理和问题管理流程中不可分割的一部分，同时还和CMDB密切相连，以维护及时更新的记录。

4）服务运维

（1）服务磨合阶段

主要是通过服务响应管理，将所有的平台系统突发事件全过程可控、跟踪、即时回馈，让医院院方能够随时查询到事件处理过程，不存在服务要求长时间无人响应或服务要求根本无人响应的情况，从而提高用户应用满意度，提高运行维护效率，提高院方使用业务应用系统的效率，从而做到提高总体生产力。因根除故障特别是信息系统缺陷时，需要严格处理过程，避免在线运行业务受到不可预计的影响。因此，实施管理必须能有效并切实地分析大部分存在或者隐含的风险。

平台经过一定运行周期后,如发现平台应用进入稳定期,即在 3 个月内未发生异常问题请求处理后,可以进入下一个"主动服务"阶段。

(2) 主动服务阶段

重点是在改良前一阶段的服务基础上,将前一阶段的响应式服务、部分主动式服务转换为主动服务为主导,科学的规避故障发生,做到异常问题可控制化。因此,第二阶段的服务内容主要包括更新测试、安全管理。

更新测试:包含有版本更新上线前的充分测试等工作,是与业务信息系统开发质量管理相关的实施管理和测试管理工作。

安全管理:服务过程的安全类服务、风险控制以及与客户的数据安全协议。安全类服务如网络病毒防治、网络反黑、入侵检测等技术类服务,风险控制如服务过程中各种风险的分析、规避等管理。技术类工作可以通过软件等工具来实现,如系统补丁分发、防病毒软件升级及策略优化、网络安全性优化和增加入侵检测系统(IDS)等。

6.2   平台应用持续改进方法

6.2.1   应用推进周期性回顾分析方法

在系统正式运行过程中,为确保系统的有效应用及稳定运行,建议开展周期性回顾工作,这类回顾性工作不同于第 5 章中提到的运维管理工作,它更偏重于对于系统应用结果的分析和回顾,用来推进系统持续运行改进。

(1) 月度抽取导出系统关键数据,抽样分析数据完整性、及时性、准确性。其中数据完整性主要抽查一个连续周期内,自动采集或人工填写的数据是否存在缺失情况;而数据及时性,主要抽查人工填写数据是否和实际业务开展时间相对温和,是否存在补填类情况;针对准确性,则需要找到系统外相关其他载体的数据进行核对,例如和手工类台账数据、第三方其他渠道获取的数据等进行核对。此项工作的主要目的是为了验证数据的质量,通过定期的验证手段来持续推进系统应用数据质量的提升,为后续数据分析应用提供保障。

(2) 月度汇总查看相关统计分析报表及指标类数据汇总计算情况,形成月度报表分析机制,寻找是否存在异常的数据,例如异常的数据波动;针对异常数据进行挖掘分析,发现是否存在系统应用问题或者是实际的业务处理问题,利用数据发现管理上的潜在风险或问题,来推进医院后勤精细化管理的持续改进。同时如果没有异常数据,也可就月度数据和历史数据进行对比,分析数据规律及和实际业务开展的数据关系,为相关管理工作提供数据支撑。

(3) 季度开展系统应用需求改进沟通会,听取实际应用人员反映的应用问题,汇总收集针对系统功能及应用流程上的优化建议,并组织评估相关优化建议的可行性、重要性,形成针对平台系统的正式改进需求,委派相关服务单位进行改进落实,并在落实后跟踪改进效果情况。对改进效果明显的,可针对建议提出人实施激励措施。

(4) 年度开展一次集中性应用情况评估,组织相关业务负责人、院领导评估系统推进运行是否达到预期设想,存在哪些重点问题,并针对重点问题进行处理落实;评估后重新设定下一年度系统建设规划设想和目标,并制定后续改进工作计划。

6.2.2　平台应用与外包单位管理绑定

由于医院后勤各类一线业务落地大多为外包服务公司实施,为有效落实平台应用,建议将外包服务单位绩效评估部分权重和医院智慧后勤管理系统应用水平进行关联捆绑,具体捆绑采用的方式可遵循以下几个原则。

(1) 依据外包服务范围和系统对应板块的应用质量进行绑定:和外包服务单位的管理绑定需要依据外包服务单位的服务范围,依据服务范围匹配系统功能板块,在匹配范围内的系统后续应用质量和外包服务单位管理绩效评估结果绑定。

(2) 系统应用质量的目标事先约定：在绑定绩效评估前，需要明确系统应用质量的可量化目标，比如应用填写系统的数据完整率、准确率、及时率，还可以包括针对系统改进的建议提出数量等。确定具体的阶段目标值以后，再进行正式绑定约定，以事先约定的方式对外包服务单位系统的应用质量进行约束。

(3) 绩效评估的绑定模式：在实施管理绩效绑定时，也需要明确具体绑定方式算法，包括具体的绑定权重、绑定基数，还有可以包括具体单项的奖励和惩罚的条件，来更为全面的将系统应用质量和外包单位业务管理水平关联起来，实现多个团队的聚力发展和相互促进。

6.2.3　平台数据二次应用及知识库建设

在系统平台稳定运行阶段，后勤管理部门的另一个重点工作需要关注在数据层面，其中包括针对平台中存在的数据的二次分析与应用、基于系统平台持续应用过程中积累的管理或技术类知识库的持续建设。

1）针对平台中数据的二次分析与应用

(1) 数据分析不仅仅是数据统计汇总，而是进行多种数据的组合加工，形成具有指导具体业务工作的评估数据，例如针对设备运行健康类评估的指标数据。

(2) 数据分析必须客观，不能加入主观的臆断和修正。当发现数据分析后所得到的信息和实际业务展现的结果有偏差时，首先考虑的是数据获取的准确性、及时性，然后再考虑的是分析维度或加工计算模型的完整性或科学性。如果都发现不了问题，说明这类数据分析还不能客观反映管理所需的评估信息，应该重新调整思路开展数据分析。

(3) 数据分析应用必须形成闭环。不能只是做完了分析，得出一些建议就结束了，必须将相关决策建议付诸实践去验证，来确认数据分析方法的有效性；同时来不断完善数据分析体系，实现真正的数据分析驱动管理持续改进。

2）技术类知识库的持续建设

(1) 应该建立知识书架，而不是盲目地收集知识。知识分类（Category of Knowledge）是从不同的研究视角、研究目的及其对知识的不同认识程度，对知识进行分类的方法。依据特定的知识分类方式先建立好知识书架，才能有规划地去获取知识并进行信息化的存储和调取应用。

(2) 知识的采纳需要进行评估和筛选。需要形成特定的知识入库评审流程，不同类型的知识可指定不同专业评估人员；评估主要针对知识的严谨性、时效性以及和现有知识的重复性进行评估。

(3) 入库的知识需要方便获取并持续关注知识被应用的情况。知识进入知识库只是知识库建设的开始阶段，后续重点工作在于对知识应用的管理，不仅要确保知识能随时被所需要的人员获取，还要持续关注知识的更新，对于长期没有被应用的知识需要重新评估其价值和有效性，来持续提升知识库的含金量。

(4) 最后需要利用运行数据来形成知识图谱。把复杂的知识领域通过数据挖掘、信息处理、知识计量和图形绘制而显示出来，揭示知识领域的动态发展规律，为学科研究提供切实的、有价值的参考。如何利用系统平台的海量数据来帮助形成更多的知识，是知识库进一步升级建设的核心任务。

6.3 平台异常问题处理机制

为确保平台持续稳定运行，在运行过程中需要设立专项异常问题处理规则文件，覆盖的异常问题包括：数据异常问题，系统运行功能异常问题，网络通信异常问题，相关硬件设备设施异常问题。

(1) 数据异常问题：在系统运行过程中发现的数据异常（数据缺失、数据不匹配、数据不合理等），可按以下流程处置。

① 先要求数据涉及应用相关负责人员进行解释说明，或提供补充材料论证。

② 沟通确认后如果还是认定数据异常,需要书面开具数据异常整改单,数据涉及应用相关负责人进行签收确认。

③ 相关负责人收到数据异常整改单后,需要在一周内给出具体整改措施,并在整改完成验收后,书面答复相关整改情况发至平台管理负责人。

④ 平台管理负责人确认其整改是否到位,系统平台上数据是否进行修正,确认完成记录验证结论后关闭此次整改,并将过程记录进行存档到后勤管理部门。

⑤ 如果是由于数据描述定义或系统本身设计问题产生的数据异常,相关整改单需要发至平台相关开发单位进行问题处理和整改答复。

(2) 系统运行功能异常问题:相关用户如遇到系统运行功能异常,可按以下流程处置。

① 应申报至平台负责的管理员,进行统一处理。

② 平台管理员进行系统运行功能异常确认,如果的确为功能异常,则进行问题登记,并告知系统平台运维单位进行处理。

③ 平台运维单位处理完成后,平台管理员进行初步验收,告知问题申报人员,经确认后,登记关闭问题。

(3) 网络通信异常问题:当发现网络通信异常时,可按以下流程处置。

① 应申报至平台负责的管理员,进行统一处理。

② 平台管理员先联系平台维保服务单位进行网络通信检查,依据检查结果继续开展处置。

③ 如为外部网络问题,则协调联系网络运营商进行维修处理。

④ 如为院内网络问题,则协调平台维保服务单位及院内信息科进行维修处理。

⑤ 如发现是末端设备问题而非网络传输问题,则参考下一种类型情况处理。

⑥ 处理完成后,进行平台后台数据验证。

⑦ 验证通过后记录备案。

(4) 相关硬件设备设施异常问题:相关用户如遇到硬件设备设施异常,可按以下流程处置。

① 应申报给平台负责管理员,进行统一处理。

② 平台管理员根据硬件设备类型,按院内报修流程申报维修查看。

③ 院内维修人员现场查看是否可以处理解决,无法处理的反馈回平台管理员,由平台管理员协调专业维修第三方单位进行修改。

④ 修理完成后,平台管理员协调相关专业人员进行设备现场及平台后台数据验证。

⑤ 验证通过后记录备案。

6.4　平台迭代升级管理机制

为确保医院智慧后勤管理系统始终能满足业务管理发展需求,并能引领医院后勤管理的创新发展,平台系统必须满足能在不影响其连续稳定应用的前提下开展迭代与升级工作。

针对迭代工作,一般需要在发生相关技术领域的重大变革时,需要进行技术评估,考虑是否对平台所涉及的相关技术进行迭代更新。评估时需要邀请相关领域专家及平台相关实施服务公司一起开展。

针对平台升级工作,应在每年度开展评估分析,主要源于医院后勤管理运维内容和模式的变化、后勤岗位设计及组织分工的大调整以及相关外部要求和标准的变化(特别包括信息系统安全方面的要求),同时在技术层面还必须确保在 2~3 年的周期内至少进行一次较大程度的系统升级,确保本身平台的技术兼容性和运行效率优化。

针对具体平台升级的规则,具体管理流程建议如下。

（1）平台升级的触发：一种情况是由平台系统管理员需要负责跟进本平台相关服务厂商发布的系统版本升级或相关系统补丁的信息；另一种情况是由用户管理团队依据自身发展需求提供升级需求。

（2）平台升级的准备：在升级前，必须做好系统数据的备份工作，同时还需要进行升级后历史数据的兼容性问题及各类对外接口的同步升级匹配问题的验证工作，确保在升级后不会导致系统运行异常。

（3）平台升级的实施：系统平台必须支持"热升级"，即升级过程不得影响系统正常应用使用需求（如必须停止系统，建议不得超过 4 h，并安排在特定时间进行）；系统升级同时也需要做好新版本系统的培训导入工作，确保在应用层面不会带来较大的用户不适应情况。

（4）平台升级后的验证：系统平台升级后，需要进行一段时间的试运行，来验证其升级是否顺利完成并达成预期目的，当发现有不满足情况，应及时进行系统版本回滚恢复，重新升级评估、改进和实施。

7 医院智慧后勤管理系统的建设与运维模式

7.1 系统建设常用模式

医院智慧后勤管理系统整个生命周期包括规划咨询、具体设计、系统建设和系统运维四个阶段，根据这四个阶段不同组合，常用建设模式包括以下几类。

1) 设计、施工单独发包模式

指医院方将医院智慧后勤管理系统建设将项目设计开发和项目实施部署分别发包。

项目设计阶段，由医院方规划项目建设内容，对系统设计开发单位进行招标，招标确定好设计开发单位后，由中标的专业设计开发单位进行系统设计和开发，设计开发单位同时负责编制项目实施需求，包括必要的实施部署要求、施工图纸及施工招标文件等。项目施工阶段，通过招标来确定施工单位，由施工单位完成实施、调试和交付，最终交付医院方上线运行。

传统弱电智能化项目通常采用这一模式。

2) 设计开发、实施部署一体化发包模式

指医院方在项目立项后，将项目的设计开发、实施部署发包给一个项目承包公司/单位实施，由其负责项目的设计、施工、配套设备设施采购和系统安装调试的全部工作，最后向医院方交付达到上线运行使用条件的完整项目。该模式也称为"交钥匙工程""统包"或"一揽子"模式。这种模式医院方和项目承包商只需要签订一份承包合同即可。

医院某一单项系统通常采用这一模式。

3）总集成商模式

是指医院智慧后勤管理系统项目立项后，通过招标方式确定一家有设计、施工相关资质，在技术开发能力、项目管理能力、资源整合与协调能力，以及医院后勤管理系统运维能力等综合实力较强的公司，根据项目立项书要求，统一负责规划、设计开发、实施部署、上线运维、系统升级和系统改造的系统建设模式。

对医院方而言，总集成商是为医院后勤管理系统提供全生命周期服务的承包商。一些大型集成系统通常采用这一模式。

4）购买服务模式

是指医院向具有丰富运营实践经验的公司直接采购基于硬件提供的后勤管理服务及应用，取代单独采购传感器、控制器、服务器等硬件的模式。例如，云平台服务通常采用这一模式。

5）物业外包代建代运维模式

是指物业外包服务公司，不但为医院提供后勤物业管理服务，同时提供医院后勤管理系统，在医院现有的后勤智能化设施设备基础上，根据医院智慧后勤管理的具体需求，为医院定制设计开发智慧后勤管理系统。智慧后勤管理系统建设，不另立项目，作为物业外包服务的子项。例如，报修服务管理可能会采用这一模式。

7.2　总集成商服务模式应用要点

7.2.1　采用总集成商模式的目的

(1) 利用总集成商的专业规划、设计和开发技术能力和系统运维专业经验，有效预防和管控系统运行的风险，最大限度实现系统的管理设计目标。

(2) 通过总集成商模式，分担医院后勤工作的风险和责任，同时降低医院中长期的总成本和人员管理风险。

(3) 通过总集成商模式,由总集成商承担具体的规划、设计、开发以及系统运维,开展具体设备设施等技术管理事项,提供专业的数据分析报告,进而使医院管理部门更专注后勤管理业务的组织与开展、提升管理效率和风险管理能力。

7.2.2　总集成商的选择

由于总集成商承担的责任重大,涉及的工作范围大,因此总集成商的选择非常重要。在选择总集成商时,需要重点考虑以下几点:

(1) 看集成商的经济实力与管理能力。特别是近几年企业的业绩是否稳步增长,如果可能的话,再进一步了解企业是否具有良好的融资渠道。集成商经济实力较强,是项目高质量实施的基本保证。在管理能力方面,主要看集成商是否有规范的、体系化的项目实施管理制度并执行是否到位。

(2) 看集成商的行业背景与系统的专业实施能力。由于涉及医院后勤管理,需要面向医院后勤管理业务的系统与运维,因此,集成商在相关行业的从业经验,对医院后勤管理业务和需求的理解,是否与主流设施设备做过集成开发,在业内成功案例、用户数量等方面,都对项目的顺利实施具有直接影响。

(3) 看集成商的技术开发能力、专职软件产品和开发人员的配置。较强的专职人员的配备,可以保障医院方管理需求在项目实施过程中得到快速和正确落实。

(4) 看集成商提供的专业服务。针对管理系统提供商的服务,传统概念中,是系统硬件或软件出故障后是否能得到及时的维修和维护。在管理系统广泛得到应用后的今天,衡量集成商服务能力的范围已逐步拓展。具体包括:是否提供本地的软硬件故障技术服务;是否能协调上下游相关资源、合作关系;是否能根据医院方管理实践要求,及时提供系统的升级服务;是否能为医院方提供更多的系统增值服务,如为医院方提供智慧后勤系统建设与管理运营的咨询能力等。

7.2.3 总集成商的管理

医院智慧后勤管理系统项目在通过招标确定总集成商后,总集成商的管理就成为后续系统规划、设计、开发和运维等工作正常开展的常态管理工作。管理是否得当,直接影响系统建设和运维能否满足医院后勤管理的要求。本指南就以下几个方面提出建议。

(1) 审核系统建设项目和运维的合同。根据招标要求,细化并界定好总集成商的工作职责、要求和相关责任。一般包括系统建设的总体规划、设计、开发和运维等方案的编制、评审、确认和实施。

(2) 组建系统建设和运维项目管理团队。项目团队的成员,一般需要包括医院方、总集成商、相关设备设施供应商及其他相关的角色等,并制定落实相应的管理工作项/工作量清单、管理要求、管理制度、计划和流程,以及相应的费用计划。

(3) 确定项目运作需要的技术支撑平台。一般包括项目组交互、设计开发以及系统建成后的自动化运维需要的软硬件系统和工具。

(4) 项目实施过程监管。一般包括项目组人员变化情况、管理制度执行情况、计划进度执行情况和项目质量管理情况等的监管。系统运维一般需要针对设备设施的台账变化情况、设备设施运行状态情况、故障与维修情况和运维服务履职情况以及运维团队人员变化情况等进行监管。

(5) 制订好考核要求和标准。至少应包括相关方案编制能力、计划与实施能力、系统运维能力等方面的要求和评价。详见本指南第 8 章。

8 医院智慧后勤管理系统的运维评价

8.1 医院内部评价

可以采用现场抽样核查法结合数据指标客观评价法进行单个医院内部的系统运维水准评价。

1) 现场抽样核查法

由医院内组建临时核查小组,在一定周期内进行集中的系统应用数据核查,采取现场检查系统内运行数据情况,以及包括提供部分线下证据佐证。

主要检查点有:

(1) 系统数据采集、填写的覆盖率;

(2) 系统填报类数据的填报时效性;

(3) 采集和填写数据的质量(准确性、完整性、合规性);

(4) 相关用户对于系统操作的熟练度;

(5) 周期内用户对于系统持续改进所提出的建议及落实情况;

(6) 周期内系统本身运维实施的记录和问题跟踪情况。

现场抽样核查法主要用于评估系统现场应用的过程类质量,同时还可以定期配套开展抽样性的后勤相关满意度调研,针对院内职工及服务的患者对象,来主观评估后勤服务质量。

2) 数据指标客观评价法

通过医院智慧后勤管理系统自身增加特定的数据分析评估功能,进行客观的量化评价,具体评价维度包括以下两点。

(1) 关于系统本身运行质量方面的,例如:智能数据采集点位的在线率、故障率;智能采集点位的数据连续完整率;智能采集点位的各系统的覆盖率;系统相关核心设备的宕机次数和累计时间。

(2) 关于系统运行后,对于后勤运营的结果类数据,可以从安全、成本、效率三大维度设计,例如:智慧管理对象的设备宕机累计时间、维修成本;后勤服务的时效性数据;后勤服务的人力及物资成本;后勤运行异常事件发生次数。

8.2 市级医院间评价

市级医院之间的评价,需要建立一套能通过客观数据进行分析评价的指标体系,这些评价指标需要遵循可采集、可量化、可对比的基本准则。同时这些指标主要聚焦在相关结果性指标而非过程性指标,主要关注医院智慧后勤管理系统建设后的相关运营结果性绩效指标。

通过结果性指标的横向多家医院对比,来评估医院智慧后勤是否给医院后勤运行管理带来了实质性提升。

评估指标从导向上来说将围绕医院后勤的核心目标,即安全、成本、效率。然后按管理层级分层展开,即需要有宏观层面的结果评估指标,也需要包括后勤服务业务的具体结果指标。同时在指标设计上还需要考虑去规模化处理,确保在不同体量和类型的市级医院间能开展对比衡量,例如平均面积类、平均服务量类或平均人数类结果指标。

在评估指标的目标设定上也需要采用动态评估的方式开展,并不是设定一个绝对性的目标,而是需要在根据总体行业发展水平和环境基础上,设定相对目标值,例如数据结果的相对排名或提升的浮动比例等。

基于市级医院智慧后勤管理分平台的海量信息，申康后勤运维评价与促进平台将建立指标体系和分析模型，形成两大管理"工具箱"，即申康中心层面的"决策管理工具箱"和市级医院层面的"对标管理工具箱"。

申康后勤运维评价与促进平台将为申康中心的管理工作提供数据化决策依据，提高宏观管理效率和针对性。通过指标采集与分析，及时准确获取医院空间、设备、能耗、成本、运维及服务质量等各类业务评价数据，通过量化指标分析来辅助申康中心层面的医院管理决策，包括：项目立项必要性评估、项目预算合理性评估、后勤专项重点工作规划等。

申康后勤运维评价与促进平台的指标体系立足申康中心层面，严抓医院后勤管理工作重点，采集医院后勤运营管理关键指标，如成本指标、运行效率指标、服务满意度指标等。数据涵盖家底概览、能耗管理、运行保障、服务效率和安全运行五大维度指标，总计结果性指标数量 96 个。这些指标会根据实际需要不断更新，具体要求以申康中心每年发布的指标要求为准。

1）家底概览

家底概览包括反映空间、设备和人员三大资源的指标，共有 46 个，其中基础性指标 34 个（如土地面积），计算性指标 12 个（如床均建筑面积）。

该维度指标功能如下：

（1）建立基础数据库：掌握市级医院关于空间、设备和后勤人员的客观情况；

（2）形成去规模化基数：为其他各类计算指标提供了去规模化的计算依据；

（3）形成医院资源配置合理性评价：评估医院现有空间利用、通用设备及人员配置合理性程度。

具体指标数据定义如表 8-1 所示。

表 8-1　家底概览指标数据定义

指标大类	指标名称	指标类型	计算方式
建筑情况	实际车位数(地上)	基础性指标	—
	实际车位数(地下)	基础性指标	—
	批复车位数	基础性指标	—
	停车位实际与批复配比	计算性指标	实际车位数/批复车位数
	医院土地面积	基础性指标	—
	医院永久性建筑面积	计算性指标	求和各楼宇(永久产证)内的建筑面积
	医院临时建筑面积	计算性指标	求和各楼宇(临时产证)内的建筑面积
	医院无证建筑面积	计算性指标	求和各楼宇(无证)内的建筑面积
	医院容积率	基础性指标	—
	医院批复绿化率	基础性指标	—
	医院实际绿化率	基础性指标	—
	床均建筑面积	计算性指标	建筑面积/核定床位数
	按结构形式分类医院建筑面积	计算性指标	按剪力墙结构、框架结构、砖木结构、砖混结构、钢结构、其他划分建筑面积(各楼宇内数据求和)
	按建筑年限分类医院建筑面积	计算性指标	按 10 年单位
	医院各类用房面积	计算性指标	分 11 类建筑用途占总面积比例:门诊、急诊、住院、医技、保障、行政、科研、教育、生活、车库、其他(各楼宇楼层内数据求和)
	Ⅰ级手术室(手术区空气洁净度为百级)数量	基础性指标	—
	Ⅱ级手术室(手术区空气洁净度为千级)数量	基础性指标	—
	Ⅲ级手术室(手术区空气洁净度为万级)数量	基础性指标	—
	Ⅳ级手术室(手术区空气洁净度为 30 万级)数量	基础性指标	—
	其中:导管室数量	基础性指标	—
	其中:复合(杂交)手术室数量	基础性指标	—
	床均占地面积	计算性指标	土地面积/核定床位数

（续表）

指标大类	指标名称	指标类型	计算方式
设备情况	电梯总数量	基础性指标	求和电梯数量
	锅炉数量	基础性指标	求和锅炉数量
	液氧罐数量	基础性指标	求和氧气罐数量
	压缩空气设备数量	基础性指标	求和压缩空气设备数量
	吸引设备数量	基础性指标	求和吸引设备数量
	空调设备总制冷量	基础性指标	分类求和：水冷机组、风冷热泵机组、多联式机组制冷量（kcal、USRT、kW）
	电梯平均使用年限	计算性指标	按设备大类划分后的设备平均使用年数
	锅炉平均使用年限	计算性指标	按设备大类划分后的设备平均使用年数
	液氧罐平均使用年限	计算性指标	按设备大类划分后的设备平均使用年数
	压缩空气设备平均使用年限	计算性指标	按设备大类划分后的设备平均使用年数
	吸引设备平均使用年限	计算性指标	按设备大类划分后的设备平均使用年数
	空调设备平均使用年限	计算性指标	按设备大类划分后的设备平均使用年数
	分类电梯数量	基础性指标	按垂梯、扶梯、物梯划分数量
	分使用年限电梯数量	基础性指标	—
	分品牌电梯数量	基础性指标	按不同品牌划分数量
	分类锅炉数量	基础性指标	按燃气锅炉、燃油锅炉、电锅炉、其他类型锅炉划分计算锅炉数量
	分使用年限锅炉数量	基础性指标	—
	分吨位锅炉数量	基础性指标	—
	分品牌锅炉数量	基础性指标	按不同品牌划分数量
	分品牌液氧罐数量	基础性指标	按不同品牌划分数量
	分使用年限液氧罐数量	基础性指标	—
	分体积液氧罐数量	基础性指标	—
	分品牌压缩空气设备数量	基础性指标	按不同品牌划分数量

（续表）

指标大类	指标名称	指标类型	计算方式
设备情况	分使用年限量	基础性指标	—
	分品牌吸引设备数量	基础性指标	按不同品牌划分数量
	分使用年限吸引设备数量	基础性指标	—
	分品牌空调制冷量	基础性指标	按不同品牌划分制冷量
人员情况	5类服务人员总数量	计算性指标	保洁、餐饮、运维、运送、安防服务人员
	保洁外包服务人数	基础性指标	—
	餐饮外包服务人数	基础性指标	—
	运维外包服务人数	基础性指标	—
	运送外包服务人数	基础性指标	—
	安防外包服务人数	基础性指标	—
	保洁自有服务人数	基础性指标	—
	餐饮自有服务人数	基础性指标	—
	运维自有服务人数	基础性指标	—
	运送自有服务人数	基础性指标	—
	安防自有服务人数	基础性指标	—

2）能耗管理

能耗管理包括反映医院能源和医院使用消耗情况的指标，共有 21 个，其中：基础性指标 6 个（如用电费用），计算性指标 15 个（如单位面积综合能耗量）。

该维度指标有以下功能：

（1）反映市级医院总用能水平：包括用能的数量及成本费用；

（2）反映去规模化的用能效率：包括与建筑面积的比值、与业务量的比值；

（3）实现多维度能耗管理水平评估：包括按时间、医院类别等对比分析与对标评价。

具体指标数据定义如表 8-2 所示。

表 8-2 能耗管理指标数据定义

指标大类	指标名称	指标类型	计算方式
费用指标	水费	基础性指标	年度费用
	电费	基础性指标	年度费用
	用气费	基础性指标	年度费用
	能耗总费用	计算性指标	水费＋电费＋煤气费
	单位面积能耗总费用	计算性指标	月度能耗总费用/建筑面积
	综合服务量能耗总费用	计算性指标	月度能耗总费用/月综合服务量
	单位面积用电费用	计算性指标	月度用电账单费用/建筑面积
	单位面积用水费用	计算性指标	月度用水账单费用/建筑面积
	单位面积用气费用	计算性指标	月度用气账单费用/建筑面积
	综合服务量用电费用	计算性指标	月度用电账单费用/月综合服务量
	综合服务量用水费用	计算性指标	月度用水账单费用/月综合服务量
	综合服务量用气费用	计算性指标	月度用气账单费用/月综合服务量
用量指标	总用水量	基础性指标	年度费用
	总用电量	基础性指标	年度费用
	总用气量	基础性指标	年度费用
	总消耗综合能耗	计算性指标	月按标煤计算电、气的综合能耗
	单位面积综合能耗	计算性指标	月按标煤计算电、气的综合能耗/建筑面积
	单位面积用电量	计算性指标	月度用电量/建筑面积
	单位面积用水量	计算性指标	月度用水量/建筑面积
	单位面积用气量	计算性指标	月度用气量/建筑面积
	单位服务量综合能耗	计算性指标	月按标煤计算电、气的综合能耗/月综合服务量
	单位服务量用电量	计算性指标	月度用电量/月综合服务量
	单位服务量用水量	计算性指标	月度用水量/月综合服务量
	单位服务量用气量	计算性指标	月度用气量/月综合服务量
	用气量和用电量对比（tce）	计算性指标	月度用气量（tce）/月度用电量（tce）

3) 运行保障

运行保障包括反映医院对于基础设备运维质量、效率及平台本身使用质量的指标,共有 8 个,其中计算性指标 8 个(如单位面积报修量),无基础性指标。

该维度指标有以下功能:

(1) 评估市级医院针对基础设施、设备的运维质量:通过去规模化的报修量,反应设施设备的总体运行健康状态;

(2) 评估市级医院设备运维管理工作的主动性:通过主动性维修比例,分析从被动响应到主动服务的转变程度;

(3) 评估市级医院设备运维管理工作的效率:通过平均报修处理完成时间等,反应维修服务的整体效率;

(4) 评估市级医院智慧后勤管理系统应用水平:通过监测点位完好率、板块数据填报率,反映市级医院智慧后勤管理系统本身的维护、使用质量。

具体指标数据定义见表 8-3。

表 8-3　运行保障指标数据定义

指标大类	指标名称	指标类型	计算方式
设施维护质量	单位面积报修量	计算性指标	报修数量/(建筑面积)
	平均报修处理完成周期	计算性指标	完成维修时间 报修时间
	预防性维修比例	计算性指标	由运维团队发现实施的维修数量/(由运维团队发现实施的维修数量+用户报修数量)
	综合服务量报修量	计算性指标	报修数量/综合服务量
维修效率	报修及时响应率	计算性指标	2 h内接取的报修/总的报修量
	人均日维修量	计算性指标	求平均(当日维修量/当日维修服务人数)
板块数据监测	监测点位完好率	计算性指标	正常监测点位数/总建设点位数(增加了消防类点位)
	数据填报完整率	计算性指标	已获取数据字段数量/总需获取字段数量

4) 服务效率

服务效率包括反映医院后勤服务的质量及成本的指标,共有 16 个,其中基础性指标 3 个(如后勤人力成本),计算性指标 13 个(如各类服务满意度)。

该维度指标有以下功能:

(1) 评估后勤服务满意度:从保洁、餐饮、运送、运维和安保 5 个主要服务维度获取客户评价结论,发现服务薄弱环节;

(2) 评估后勤服务投入产出效率:从人员、物料、运维 3 个部分成本情况,分析其后勤服务投入产出效率。

具体指标数据定义如表 8-4 所示。

表 8-4 服务效率数据指标定义

指标大类	指标名称	指标类型	计算方式
后勤服务满意度	后勤服务总满意度	计算性指标	满意度调查数据汇聚
	保洁服务满意度	计算性指标	满意度调查数据汇聚
	运送服务满意度	计算性指标	满意度调查数据汇聚
	餐饮服务满意度	计算性指标	满意度调查数据汇聚
	设备运维满意度	计算性指标	满意度调查数据汇聚
	安保服务满意度	计算性指标	满意度调查数据汇聚
单位服务量成本	综合服务量后勤总成本	计算性指标	申报月度后勤总成本/(月综合服务量)
	综合服务量后勤人力成本	计算性指标	申报月度后勤人力成本/(月综合服务量)
	综合服务量后勤物料成本	计算性指标	申报月度后勤物料成本/(月综合服务量)
	综合服务量后勤运维成本	计算性指标	月度后勤运维成本/(月综合服务量)
后勤总成本	后勤总成本	计算性指标	后勤人力成本＋后勤物料成本＋后勤运维成本
	后勤人力总成本	基础性指标	申报月度后勤人力成本
	后勤物料总成本	基础性指标	申报月度后勤物料成本
	运维总成本	基础性指标	申报月度后勤运维成本
	外包费占总成本的比例	计算性指标	后勤外包费用/(后勤人力成本＋后勤物料成本＋后勤运维成本)

（续表）

指标 大类	指标名称	指标类型	计算方式
单位 面积 成本	单位面积后勤总成本	计算性指标	申报月度后勤总成本/（月综合服务量）
	单位面积后勤人力成本	计算性指标	申报月度后勤人力成本/建筑面积
	单位面积后勤物料成本	计算性指标	申报月度后勤物料成本/建筑面积
	单位面积设备运维成本	计算性指标	月度后勤运维成本/建筑面积

5）安全运行

安全运行包括反映医院对于设备安全运行水平及安防管控的指标，共有5个，其中基础性指标2个（如视频监控点位数），计算性指标3个（如通用设备预警比例）。

该维度指标有以下功能：

（1）评估重要设备的安全运行水平：通过对医院重要通用设备的智能点位数据进行监测，发现安全异常数据；

（2）评估设备预警的处置水平：通过评估预警问题处置周期来评价各个医院对于设备预警的处置能力和设备安全运行的关注度；

（3）评估安防管控资源投入水平：通过对安防视频监控点位的相关数据分析，评估其安防覆盖情况和合理性。

具体指标数据定义如表 8-5 所示。

表 8-5　安全运行指标数据定义

指标大类	指标名称	指标类型	计算方式
设备预警 管控	智能监测点位总数	基础性指标	求和所有监测点位数量
	通用设备预警平均处置周期	计算性指标	预警处置完成时间-预警发出时间
	通用设备预警比例	计算性指标	月预警点位次数/总的安全监测点位数量

指标大类	指标名称	指标类型	计算方式
安防系统管控	数字监控点位数量	基础指标	统计监控点位数量
	模拟监控点位数量	基础指标	统计监控点位数量
	报警点位数量	基础指标	统计报警点位数量
	单位面积监控和报警点位数量	计算性指标	（数字监控点位数量＋模拟监控点位数量＋报警点位数量）/院区建筑面积
	数字监控设备在线率	计算性指标	数字在线监控设备数量/数字监控设备总数
	报警点位接入安防管理平台比例	计算性指标	报警点位接入安防管理平台点位数/报警点位数量
	接入医警联网系统的摄像头比例	计算性指标	接入医警联网系统的摄像头/数字监控点位数量
	监控录像平均时长	基础指标	磁盘总有效容量/（码率单秒带宽×摄像头数量）/3 600/24
	安防设备故障数量	计算性指标	统计周期内各类型安防设备故障数量
	安防设备故障率	计算性指标	周期内发生过故障的设备数量/设备总数

6）上传数据日常管理保障建议

针对和申康后勤运维评价与促进平台相关的上报部分数据，需要按数据标准要求进行数据准备和汇总上报，具体要求做到以下两点。

（1） 按时上报数据：每月按规定时间上报上月度数据（能源账单可以根据实际获取时间进行延后）；每年按规定时间上报上一年度数据。

（2） 保留原始数据记录：涉及线下采集获取的数据，需要包括原始数据的记录（比如能源账单、统计报表等），以备后续数据核查。

为确保数据上报的持续质量和时效性，各医院后勤保障部门需要由处长（科长）牵头组建平台运行管理小组，开展季度汇总查看相关指标数据计算情况，针对异常数据进行挖掘分析，发现是否存在应用问题；同时需要配备至少1名专职平台管理员负责平台应用日常运维管理及组织协调相关数据收集上报工作，依据申康后勤运维评价与促进平台要求，按时进行数据收集、系统上报工作。

附 件

附件 1 我国智慧医院相关政策

发布时间	机构部门	文件名称	主要内容
2013.10	国务院	《关于促进健康服务业发展的若干意见》	提出"逐步扩大数字化医疗设备配备、探索发展便捷式健康数据采集设备,与物联网、移动互联网融合,不断提升自动化,构建智能化健康信息服务平台"
2014.7	原国家卫生计委	顶层设计规划"4631-2 工程"	试图建立电子健康档案数据库,电子病历数据库和全员人口个案数据库,系统打造全方位、立体化的国家卫生计生资源体系
2014.10	原国家卫生计委医疗管理服务指导中心	《国家卫生计生委医疗管理服务指导中心主要职责内设机构和人员编制规定的通知》	成立智慧医疗项目组,制订智慧医院评价指标体系总体框架和智慧医评价指标
2015.7	原国家卫生计委	《国务院关于积极推进"互联网+"行动的指导意见》	鼓励发展基于互联网的在线医疗、远程服务和跨医院的数据共享
2015.11	原国家卫生计委	《智慧医院综合评价指标(2015 版)》	首次提出了智慧医院评价指标体系,为智慧医院的建设指明了方向
2016.9	原国家卫生计委	《医院信息平台应用功能指引》	明确在二级以上医院推广和规范信息化建设
2016.10	国务院	《"健康中国 2030"规划纲要》	提及完善人口健康信息服务体系建设,推进健康医疗大数据应用
2017.2	原国家卫生计委	《国家卫生计生委关于印发"十三五"全国人口健康信息化发展规划的通知》	提出到 2020 年基本建成健康医疗大数据国家中心及区域中心,100 个区域临床医学数据示范中心,基本实现城乡居民拥有规范化的电子健康档案和功能完备的健康卡
2017.12.28	原国家卫生计委	《医院信息化建设应用技术指引(2017 年版)》	规范二级以上医院信息化建设,促进和提升医院信息化技术应用水平

（续表）

发布时间	机构部门	文件名称	主要内容
2017.12.29	国家卫计委和中医药局	《进一步改善医疗服务行动计划（2018—2020 年）》	提出以"互联网＋"为手段，建设智慧医院。医疗机构围绕患者医疗服务需求，利用互联网信息技术扩展医疗服务空间和内容，提供与其诊疗科目相一致的、适宜的医疗服务
2018.4.16	国家卫健委	《全国医院信息化建设标准与规范（试行）》(2018)	针对二级医院、三级乙等医院和三级甲等医院的临床业务、医院管理等工作，覆盖医院信息化建设的主要业务和建设要求，从软硬件建设、安全保障、新兴技术应用等方面规范了医院信息化建设的主要内容和要求
2018.4.28	国务院	《国务院办公厅关于促进"互联网＋医疗健康"发展的意见》	提出二级以上医院在 2020 年前普遍提供智能导医、移动支付等线上服务；三级医院在 2020 年实现院内医疗服务信息互通共享
2018.9	国家卫健委	《互联网诊疗管理办法(试行)》《互联网医院管理办法(试行)》《远程医疗服务管理规范(试行)》	明确互联网医院性质及与实体医疗机构的关系，互联网诊疗活动准入程序和监管，以及互联网医院的法律责任关系
2018.12.3	国家卫健委	《电子病历系统应用水平分级评价标准(试行)》	以电子病历为核心的医院信息化建设是医改重要内容之一，保证我国医院信息化建设工作顺利开展，逐步建立适合我国国情的电子病历系统应用水平评估和持续改进体系
2019.3.18	国家卫健委	《医院智慧服务分级评估标准体系（试行）》	在应用信息系统提供智慧服务的二级及以上医院开展医院智慧服务分级评估工作，指导医疗机构科学、规范开展智慧医院建设
2019.7.23	国家卫健委	《关于开展 2019 年医院智慧服务分级评估工作的函》	对全国 4 个片区应用信息系统提供智慧服务的二级及以上医院开展评估的数据填报工作，继续完善医院智慧服务现状评估和持续改进体系

附件2　新兴技术在智慧医院中的典型应用场景

附件2-1　BIM 技术典型应用场景

BIM 作为一种突破性创新技术,在建筑业得到了广泛应用,而医疗卫生领域被视为是 BIM 技术发挥作用最大的行业领域。最近有研究者也提出了 HIM(Healthcare Information Modeling)的概念,进一步强化 BIM 在该领域的应用。2017 年上海市申康医院发展中心发布了《上海市级医院建筑信息模型应用指南》,2019 年中国医院协会发布了《医院建筑信息模型应用指南》,对 BIM 在医院建设全生命周期的应用进行了详细说明。在此基础上,本指南根据最新 BIM 应用实践和研究成果,选取运维阶段的典型应用场景,进行简要介绍。

1) 空间分析及管理

(1) 基于 BIM,根据医院发展战略,制定空间使用规划、分配使用方案。

(2) 制定空间分类、编码与色彩标准方案(可与设计阶段协同一致)。

(3) 进行基于 BIM 的可视化空间分析和空间管理,例如不同功能空间的定位等。

(4) 基于 BIM 开展空间统计分析,例如空间的自动测算及组合统计分析、各种功能的统计分析、空间的使用效率分析以及基于空间的能耗测算、投资测算、成本分析等。

(5) 构建模块化或标准化的空间单元模型,例如手术室、实验室、病房和化验室等,协助空间设计检查及优化分析。

(6) 结合智能传感等方式,获取空间环境中温度、湿度、二氧化碳浓度、光照度、空气洁净度和有毒有害气体浓度等信息,进一步可获取碳(氮)氧化物排放,锝 99、氟 18、碘 131 等衰变射线监测数据信息,并结合其他专业软件进行分析,为患者服务及医务人员提供安全舒适的诊疗或康复空间环境。

（7）如有必要，开展空间改造分析。将办公家具、医疗设备、空间功能等静态元素，空间净高、设备布局、既有设备及关系等空间信息，以及医疗工艺流程、人流、实时能耗等动态信息进行集成，通过医务人员、维护人员、行政管理人员等的协同分析，为更新改造提供最佳方案。

BIM 在空间分析及管理方面的典型应用见附图 2-1。

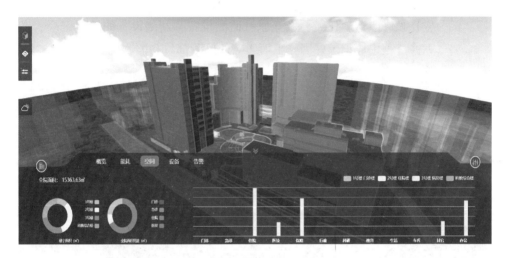

附图 2-1　**BIM** 在空间分析及管理中的典型应用场景示例

2）设备运行监控

(1) 通过基于 BIM 的设备可视化搜索、展示、定位和监控，大幅度提高设备查询的效率、定位准确程度以及应急响应速度，以应对越来越复杂的医院设备设施系统，并考虑与现有后勤智能化平台进行对接。

(2) 支持基于 BIM 的拓扑结构查询，以查找、定位、显示甚至控制上下游设备，辅助分析故障源以及设备停机的影响范围。

(3) 设备模型的构建或维护，包括空调、锅炉、照明、电梯、生活水、集水井、医用气体、空压、能源计量、负压吸引、电力、气动物流和轨道物流等。

(4) 设备模型信息与实时监控数据的对接方案及实现，能按楼层、按设备、按点位和按使用空间进行分类、分组显示。

(5) 根据不同设备特点和需求，设置报警阈值（或动态阈值）及异常事件触发后的可视化展示方式。

(6) 对一个医院来说,既可同时监控多个院区、多个楼宇、多个设备,也可同时监控不同院区和不同楼宇的同一类设备的总体运行状态。监控和监测日志应包括时间、设备空间信息、监测事件、监测视频和归档档案等。

(7) 大修改造项目需要做好原有监测设备和新增设备的模型记录。在大修过程中应记录好因施工而影响的监测部位和监测设备的原有方案、临时方案和最终方案,以便后期恢复和查证。

BIM 在设备运行监控方面的典型应用见附图 2-2。

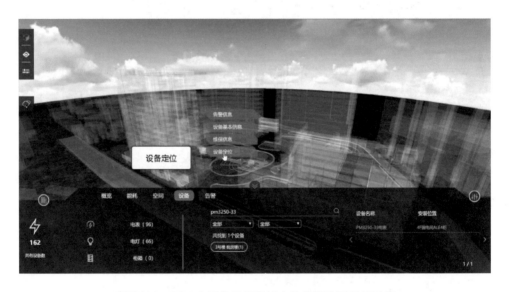

附图 2-2　BIM 在设备运行监控中的典型应用场景示例

3) 能耗分析及管理

(1) 利用 BIM 模型,集合楼宇能耗计量系统,生成按区域、楼层、房间、诊疗业务量和气象特征等分类的能耗数据,对能耗进行分析,以此制订优化方案,降低能耗及运维成本,打造智慧绿色医院。

(2) BIM 与能耗数据的集成方案及实现。包括通过相应接口或传感器等多源数据的集成和融合。

(3) 能耗监控、分析和预警方案及实现。包括远程实时监控以及预警的可视化展示、定位及警示提醒等。

(4) 设备的智能调节方案及实现。基于能源使用历史情况的统计分析，自动调节能源使用方案，也可根据预先设置的能源参数进行定时调节，或者根据建筑环境和外部气候条件自动调整运行方案。

(5) 能耗的预测及方案优化。根据能耗历史数据，预测未来一定时间内的能耗使用趋势，合理安排设备能源使用计划。

(6) 生成能耗分析报告或将能耗数据传递到其他系统进行标杆分析，为医院各部门提供决策服务。

BIM 在能耗分析及管理的典型应用见附图 2-3。

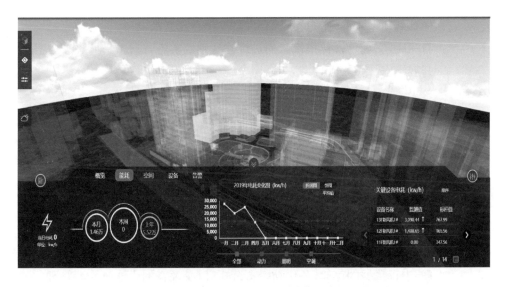

附图 2-3　BIM 在能耗分析及管理的典型应用场景示例

4）设备设施维护管理

(1) 将相应信息集成，生成前瞻性维护计划，例如即将到达生命期的设施及时预警和更换配件，自动提醒维护人员驱动维护流程，实现主动式智慧维护管理，保障设备运行的高可靠性，降低运维成本，为医院高效能运行提供基本保障。

(2) 基于 BIM 及 RFID、二维码、室内定位等技术,实现设备设施的运行监控、故障报警、应急维修辅助,快速响应突发事件,保障医院的运行安全。

(3) BIM 中设备设施的维护信息加载和更新。收集维护保养的相关信息,例如品牌、厂家、型号、保养计划、维修手册及保养记录等,将相应信息加载、更新挂接至 BIM 的相应属性、参数或数据库中。

(4) 基于 BIM、历史数据以及维护要求,针对不同设备、不同区域、不同品牌和不同状态等多个维度,制订或生成维护方案和维护计划,基于事件驱动后勤管理流程,辅助维护管理。

(5) 利用 BIM 及相应平台或终端设备,以及 RFID、二维码、AR 等技术,辅助提高日常巡检管理的效率和效果。

(6) 利用基丁 BIM 的相应平台、监控中心或终端设备,进行信息的交互与标注,实现可视化报修。通过维修计划的实施,进行自动派单与提醒,开展维修与保修管理。

(7) 设备设施维护改造辅助。在改造、更新或维护前,快速制订更新方案,评估相应影响,例如切断某一电源后的受影响区域的影响分析等。

(8) 在维修过程中,能通过室内定位与导航等技术,并通过 AR、移动终端等技术及设备,调取维护手册或操作视频,辅助维修,提高维修效率,降低操作错误率。

(9) 维护信息统计、分析及决策支持。通过 BIM 以及运维海量数据管理,进行数据的存储、备份与挖掘分析,以及设备的全生命周期管理。通过标杆分析,为设备采购、维护计划制定、能源管理及大修改造方案的制定等提供决策支持。

5) BAS 或其他系统的智能化集成

(1) 不管是新建项目,还是既有建筑,都可能存在建筑 BAS、安防、停车等成熟的、独立的智能化系统,BIM 和这些系统的集成有助于更大程度上提升可视化和智能化水平。

(2) BIM 与现有 BAS、安防、停车等智能系统的集成方案分析。

(3) 其他系统建议提供标准化数据接口及检测点位图,以方便可视化展现监控点位模型,实现 BIM 中定位及数据查看。

(4) 基于 BIM 的 BAS、安防、停车等智能集成平台的开发或引进。随着 BIM 应用的逐渐增多,会出现越来越多的基于 BIM 的智能化平台或潜在开发需求,需要结合医院自身特点、需求和应用环境,开发或引进相应平台。

(5) BIM 与现有 BAS、安防、停车等智能集成平台的维护与升级。随着技术的不断发展,需要考虑这些系统的同步升级和集成功能的实现。

(6) 基于集成的系统和数据,与 HIS 进一步融合,并利用人工智能、大数据等最新技术,为智慧运维、智慧诊疗和管理决策提供支撑服务。

6)　人员培训

(1) 借助 BIM 可视化模型、基于 BIM 的后勤运维平台(或现有其他运维平台)、VR 以及 AR 设备等,通过浏览、查看、模拟与沉浸操作,增强医院后勤保障人员的沉浸感、体验感和直观感受,使他们能快速掌握设施特点、位置信息、操作特点和运维要求等,提高培训效率和效果。

(2) 设施管理培训方案和培训计划的制订。根据 BIM 特点,提出基于 BIM 的培训计划、培训目的和培训方案,尤其是医院重点部位、重要区域和关键设备,制定详细的培训计划。

(3) 培训准备,包括模型、数据和软硬件等方面。

(4) 基于 BIM 的培训实施。例如日常运行监控、设备查看、场景展示及模拟演练等。

(5) 基于 BIM 的运维培训,既可利用 BIM 模型,也可开发专门的基于 BIM 的运维培训平台,或者利用现有运维平台进行培训辅助,但需确保培训过程不能出现针对实际运行系统的误操作,做好培训方案,以促进正常系统的运维。

7）模型及文档管理

将项目全生命周期的模型信息、数据信息、文档资料统一管理，实现项目运维数据、模型及资料数据库建设，为项目成员提供资料的检索、预览、批注和版本管理。

8）资产管理

（1） 医院资产管理的范围很广，本部分涉及的范围主要是重要的建筑、建筑设备和设施资产，例如高估值设备和家具等。

（2） 利用运维模型数据，评估改造和更新建筑资产的费用，建立维护和模型关联的资产数据库。

（3） 通过对医院建筑、设备和设施的数字化、虚拟化从而形成数字化资产，这些数据对资产管理及医院运维具有长期价值。

（4） 基于 BIM 及二维码、RFID 等技术进行资产信息管理，包括资产的分类、编码、价值评估和维护记录等。

（5） 利用 BIM 的可视化特点，进行关键资产的空间定位，以方便资产的管理。

（6） 通过手持终端、台账同步等方式进行资产信息的更新和维护，并实现集中式存储、管理和共享。

（7） 资产管理的数据分析及决策咨询。通过数据的利用和挖掘，数据的集成与融合，以及数据驱动的应用，以最大化地实现设备全生命周期运行的保值和增值。随着医院不断改造和大修，需要保证历史数据的记录以及数据的更新，要对数据创建、产生、使用等全过程进行职责划分，要提出数据要求和数据标准。

9）应急管理

（1） 利用 BIM 及相应灾害分析模拟软件，模拟灾害发生过程，例如气体泄漏、生化实验室事故、传染疾病暴发、不良事件等，制定应急预案、应急疏散和救援方案等。

（2） 针对意外事件、突发事件和突发故障，通过实时数据的获取、监控调用,利用医院智能化系统、BIM 数据和可视化展示方式,预警事故发生,显示疏散路径,制订或评估应急方案,以提高医院应急管理和弹性管理水平。

附件 2-2　5G 及物联网技术典型应用场景

1) 5G＋环境管理

(1) 空气质量监测

医院的空气环境非常复杂,封闭的环境内非常有利于致病细菌等微生物的产生、繁殖、传播及异变,极易造成交叉感染。加上人员流动率高,患者携带的病菌相互交叉扩散,极易造成其他人员的感染,对医生和患者造成健康隐患。通过物联网和 5G 传输技术,实时监测楼内的空气质量,当空气质量不佳时,自动启动空气净化设备,可在后台查看设备的工作状况以及多设备启停及调节操作;设备可根据传感器数据自动调节风量等运行参数,从而保障医院内部的空气质量。

(2) 异味监测

患者的带菌排泄物和分泌物含有的大量微生物,干燥后散入空气,造成严重污染。此外,医疗垃圾如消毒制剂、废弃药物、已使用的纱布绷带和处理的标本等,也会散发难闻味道并携带病菌。通过物联网和 5G 传输技术,实时监测楼内的氨气、硫化氢等有害气体浓度,当有害气体浓度超标时,自动启动空气净化设备,可在后台查看设备的工作状况以及多设备启停及调节操作,设备可根据传感器数据自动调节风量等运行参数来去除异味以及其他有效的措施来改善室内环境。

(3) 新风联动

新风系统是一种新型室内通风排气设备,属于开放式的循环系统,在不开门窗的情况下,对室内外空气进行置换:一方面把室内污浊的空气排出室外;另一方面把室外新鲜的空气经过过滤后,再输入室内,使房间里每时每刻都保持新鲜干净的空气。新风系统还能杜绝室内 O_2 耗尽、CO_2 浓度过高的情况。智能新风控制系统对室内空气 CO_2、温度、湿度和 VOC 等情况进行自动智能检测,自动进行通风换气,实时保证室内空气清新。

2）5G＋能效监管

（1）水质管理

针对医院水资源的管理问题，通过物联网技术和 5G 技术，帮助实现楼宇内对饮用水与使用水水质进行实时监测和管理的功能。通过在饮用水水管处或水箱内安装水质监测盒，对水质进行实时监测。检测结果通过 5G 网络传输到管理中心，即可实现对水资源的检测和管理。

（2）电能管理

针对医院电能资源的管理问题，通过物联网技术和 5G 技术，帮助实现楼宇内对电能使用及用电安全进行实时监测和管理的功能。通过在电器附近安装电能检测装置，对用电量和电路安全进行实时监测，可将能耗管理精细化至房间维度。检测结果通过 5G 网络传输到管理中心，即可实现对电能资源和电路安全的检测和管理。

（3）电质量监测

为保证系统和仪器的安全可靠运行，所有电压、电流输入通道均采取隔离措施，电流采用电流钳或内置式传感器，电压采用光电隔离模块。通过物联网技术，在医院设置通信控制器/子站前置机完成院内所有仪表数据的采集，通过 5G 骨干网把数据传输到中心服务器，用于对电质量的 90 余项指标进行监测，为医院提供科学决策依据。

3）5G＋应急响应及公共安全管理

（1）紧急求助

针对医护人员无法在移动过程中进行报警，传统的院内医护人员紧急报警需有线式的紧急报警按钮，效率低且易激化医患矛盾。通过覆盖全院的可视化医院平台系统，通过医护智能工卡实现实时报警功能，医患人员轨迹及位置定位。例如：通过覆盖全院的可视化医院物联网，给失智失能的特殊患者佩戴上三防患者手环，在后台软件内创建虚拟电子围栏功能，创建指定位置和有效时间的封闭病区、封闭通道，全程视频追踪、位置追踪特征患者，报警信号多向分发；实时监测特殊患者的位置信息，并且支持防跌倒预警,大大提高了医护人员看护效率。

(2) 智能监控

通过与前端物联网摄像机、融通单元、微基站及物联网模块的有效结合,在医院各个场景下将医疗物联网进行对应组合,实现全院公共区域及深入病房内物联网信号全覆盖,结合各个病区的应用,实现医护、患者、资产物联网通信的融合统一,实现全院公共区域的视频监控。

(3) 红外防跌倒

预防患者跌倒及降低伤害程度是一项重要的保障住院患者安全的目标,通过预防患者跌倒红外线语音提示报警器,可以及时检测和及早感知患者行为,并利用报警器及时提醒值班护理人员,且实现人员定位追踪功能,减少住院患者跌倒发生率,保证了患者的安全。

(4) 水浸监测

医院楼宇等建筑物经久使用,难免会出现一些浸水积水等房屋问题,从而造成墙体的损坏,为了有效防止这一问题的发生,使用相关的监测设备进行预防是有必要的。智能水浸传感器为全密封设计,保证了精度和可靠性,同时,产品灵敏度高,响应时间快,使用方便,易于安装。水浸传感器产品是一个简单实用的检漏设备,既可以独立安装,也可以作为检测探针与其他主机配套用检漏,又可以与各种监控系统相整合,通过其输入的继电器触点信号,可实现远程报警及远程设备的控制。

(5) 安全巡逻

医院属于人流密集场所,经常会出现医闹、不合规停车等问题,保安在处理这些事件的时候,无影像、音频等材料记录。巡逻执法记录仪主要包括记录仪本体和设于记录仪本体内部的元器件,记录仪本体顶部一端设有摄像头,顶部另一端设有麦克风,能够及时记录现场的场景,保护执法人员的安全。5G智能执法记录仪针对警务人员、保安人员和其他专业人员,可以帮助工作人员捕获移动中的视频、音频和图片,并实时传输到调度平台,实现与平台的实时对讲及通话,做到及时调度,及时处理紧急警务。

(6)　人脸识别门禁

随着人工智能的崛起,人脸识别技术作为生物识别技术的一项主流技术,凭借人脸难以复制的特性逐渐占领了安防市场,特别在医疗、教育和公共服务等领域正逐渐落地。医院作为一个特殊场所提供全年 24 h 全天候的医疗服务,加上内部各种昂贵的仪器设备等财物较多,再加上医生和护士等工作人员较多,进出人员复杂、流动性较大,由于缺少安全防范系统而导致盗窃事件、医院纠纷和刑事案件频发。为了更好地保障患者、家属及医院的安全,采用物联网和人脸识别技术,建立人脸识别门禁系统,其中包括人脸追踪侦测、自动调整影像放大、夜间红外侦测及自动调整曝光强度等技术,以提升医院安防智能化管理水平。

(7)　智能垃圾桶

智能垃圾桶远程监督方案,充分的利用无线物联网技术、云计算、移动互联网等新一代的高新科技技术,为社会提供一个快速、准确、便捷的检测系统。通过无线 NB-IoT 技术可以将红外传感器、温度传感器、烟雾传感器和异味传感器等数据,及时、快速、准确传输到 WEP 服务系统或者手机 App 系统;可以在垃圾满或者垃圾桶出现着火等情况的时候通知相关人员进行处理,大大节省人工成本及环境卫生所带来的一系列问题。

(8)　智能垃圾被服收集系统

智能垃圾被服收集系统基于无线物联网技术和人工智能技术,可以实现各个节点的污物产生数据分析和使用人员绑定,提供一个闭环的垃圾被服管控流程。系统是一种对垃圾被服实行全封闭、压缩化、集装化收运的现代垃圾运输及汇集方式;系统在医院应用后将极大提高医院内的整体垃圾收集效率,杜绝垃圾及污衣被服等污物对患者、工作人员及环境的二次污染。应用示例见附图 2-4。

(9)　智能路灯

智能路灯采用物联网和云计算技术,对医院公共照明管理系统进行全面升级,实现路灯集中管控、运维信息化、照明智能化。通过集成多元化的终端,有效控制能源消耗,降低维护和管理成本。智能路灯系统还可以实现 App 一键控制、语音控制、色彩亮度调节和软件启动等功能。

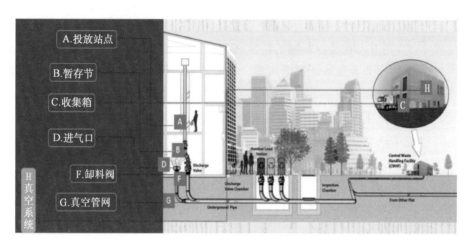

附图 2-4   5G 在智能垃圾被服收集系统中的应用示例

(10) 井盖

通过螺丝固定在智能井盖内侧，安装方便，适应路面绝大部分井盖的智能化改造。通过监测井盖的翻转倾角和运动轨迹分析来判断井盖是否为异常打开，一旦判定为异常，马上发送告警信息到后台。先进的轨迹分析算法保证了井盖状态的准确判断，大型车辆碾压致井盖震动时不会误发报警。

(11) 消防栓

智能消防栓监控采用物联网技术和无线通信技术，通过智能消防栓监测器对消防栓用水、撞倒、水压和漏损进行监控，将消防栓状态、用水情况等数据通过 NB-IoT 网络实时发送给监控中心，监控中心再通知自来水公司巡查人员进行现场取证、制止、恢复。

4) 5G＋资产管理

(1) 医疗高价值设备

通过 UWB/RFID 定位技术，可以用于医院重要物资和固定资产的监管定位，还可实现对物资的实时定位和轨迹回放。UWB 定位基站可实现医院监控区域信号全覆盖，可接收卡发送的信息，并将信息上传到定位服务器。对医院内的高价值医疗设备,如核磁共振仪、CT 等进行实时安全定位跟踪,帮助医护人员、后勤管理人员及时定位重要资产,实现资产全生命周期管理,提高资产使用率。

(2) 移动式设备

目前医院许多部分高价值可移动资产未处于监管状态下,例如呼吸机、B 超仪等,设备所在位置未知,存在管理风险;设备使用率低,还存在重复采购风险。通过安装 RFID 标签、5G 通信网关,可以实时快速定位跟踪设备位置,对于未及时归还的设备可快速查看其位置和历史移动轨迹进行智能调度,提高移动式设备使用效率及管理效率。

5) 5G＋溯源管理

(1) 医疗废弃物

目前我国对医疗废物处置的管理仍处在起步阶段,缺乏完善、有效的追溯管理工具,医疗废物处置的过程中存在诸多盲点。"5G＋"的医疗废弃物追溯管理系统平台,将医疗废物的管理纳入信息化管理通道,有效、实时、可视的监控医疗废物的整个生命周期,可有效的区分和明确医疗机构及医疗废物处置单位的责任,杜绝医疗废物再利用的隐患。扫描录入数据便于追踪医疗废物的状态及数量变化,动态监控院内各环节分装外流,及时发现问题并溯源。有效控制医疗废物非法外流,填补院内运送和临时存储的监管空白。

(2) 医用耗材

目前,大多数医院高值耗材溯源管理还停留在由人工手动在手术记录单背面粘贴使用材料条码,当某个高值耗材某批次使用后要找到对应的使用患者时,需手动翻阅手术记录单,工作量大,且各个厂商之间耗材编码方式不一样,医院对耗材自编码的解析非常困难,这也给全程信息化溯源带来了挑战。

在 5G 溯源管理场景中,供应商收到供应商平台的订货通知后,登录系统填写包括产品名称、规格型号、有效期及批号等在内的送货信息,并打印系统自动生成的产品条码粘贴在高值耗材最小包装上,保证了每个进入医院的高值耗材信息完整准确,同时每个耗材都是"一物一码"。供应商环节将送货信息通过系统发送给库房管理人员,库房人员收到货后只需对相关信息进行随机抽检。抽检合格后就可以将送货信息自动转成入库信息,免去了库房管理手工录入产品入库信息。

6) 5G+AI机器人

随着 5G 时代的来临,智能物流将成为 5G 率先覆盖的商业场景之一。物流机器人借助最高上行可达 100 Mbps 高宽带 5G 网络,能实时传送机器人周边环境高清图像到服务器,运用深度学习算法进行障碍物识别和跟踪,指引机器人在医院复杂环境中顺利行进。同时,5G 通信使云服务器和机器人之间的通信更加及时更加稳定,确保医院内多台机器人编队运行更加安全,提升效率 20%,相对于 WiFi 网络,5G 通信的安全性大幅提升,可有效阻止黑客入侵,这对安全性要求极高的医院环境价值巨大。

医疗物流机器人是无人驾驶技术在医院的应用,它利用机器视觉技术感知周边物理世界,再对地图进行三维重建,最后对重建的地图进行路径规划,从而无须轨道行驶进行无迹导航。物流机器人是目前医院提升医院管理、支持医院创新的一个重要方向。结合 5G 技术特点,使得物流机器人具备多机器人调度、虚拟交通管制、全天候工作、自动装卸、灵活绕障以及可上下电梯等功能,能够将医院的脏活、累活交给机器人,让医护人员每月少走 300 km,提升医护效率。同时物流机器人能够降低科室库存储备,实现及时、可靠、高频的配送;实现药品物联网永久在线、360°行车记录跟踪,让物资闭环监控。

7) 5G+远程医疗

(1) 远程会诊

在 4G 网络中,远程会诊最高可支持医患两侧 1 080 P 高清视频,但存在实时性差、清晰度低和卡顿等问题。随着 5G 时代的到来,5G 网络高速率、低时延的特性对于可靠性要求极高的医疗领域非常重要,能够支持 4 K/8 K 的远程高清视频和 VR/AR 技术会诊和医学影像数据的高速同步传输与共享,并让专家在线开展会诊,提升诊断准确率和指导效率,促进优质医疗资源下沉。

（2）远程超声

远程超声基于通信技术、传感器和机器人技术，可在通信网络下实现对机械臂及超声探头的远程控制，助力远程超声检查医疗服务的开展。超声专家在医生端可利用高清音视频系统实现和下级医院的医生和患者的实时沟通，同时移动操控杆控制下级医院的超声机械臂进行超声检查。

随着5G技术的发展和应用，5G超低延特性将能够支撑上级医生操控机械臂实时开展远程超声检查。相较于传统的专线和4G网络，5G网络能够解决基层医院等偏远地区专线建设难度大、成本高、不安全和远程操控时延高等问题，显著提高基层医疗机构的医疗水平，对于解决国内医疗资源分布不均的问题具有重要意义。

（3）远程手术

远程手术是指医生运用远程医疗手段，借助机器人异地、实时地对远端患者进行手术，这是远程医疗中最为重要和最难实现的部分。对于网络传输速率要求极高，不同于诊断和辅助治疗等行为，手术为有创操作，错误或者延迟的操作将造成严重的后果，甚至危及生命。远程手术成功的关键是手术机器人中主、从系统操作的一致性和实时性等问题，其次还包括信号的稳定、抗干扰和高通量信号传输等技术问题。

5G网络高速率、大带宽和低时延的特性，有效保障了3 000 km间远程手术操控的稳定性、可靠性和安全性，4 K高清音视频以及AR/VR技术交互系统，帮助专家随时掌控手术进程和患者情况。5G除了在4 K高清视音频上的应用外，也能够让VR/AR技术能够应用于远程手术之中。

附件 2-3　区块链技术典型应用场景

1）医疗废弃物的管理

医疗废弃物的处理是多环节的，从医院病区到医院暂存点，再到运输公司运走、集中销毁处理，涉及的人员包括：病区护士、护工、医院暂存点人员、运输人员和销毁点人员。医院的现有做法通常是面对面称重交接、填写交接单。针对多部门、多环节、多交接的特点，解决办法是加强行业规范，引进替代技术。具体而言，医院应用区块链、物联网等技术，通过医废产生数据采集、交接记录、院内流转路线监控和医废仓库库存监控等一系列管理措施，健全医废院内流转追溯机制，让每一件医疗垃圾都登记在册、有据可查，使其处于可控、可管状态。

(1) 医废处理流程的关键节点数据上传到区块链公有链系统保存，接受各参与方及公众的查询，提升整个流程处理和数据的公信力。

(2) 数据上链过程采取本地实时上传，同时附加上传人、上传时间、上传地（GPS 或移动基站等数据）的数据，确保上链操作本身真实可信。

(3) 上链信息脱敏，核心数据采取哈希值上链，同时兼顾数据的隐私安全性和不可篡改性。

(4) 区块链公链采用工信部测评认证的基础公链作为不可篡改的公共账本服务，采用 DPoS＋PBFT 共识机制，容错性强，共识稳定。

2）可信数据交换

药物研发所需的成本、精力和时间很难估量，这些成本中的大部分是由于过度复杂的多机构行政和临床试验管理问题所造成的。利用区块链可以对来源于多个试验场所、多个试验患者的实验结果数据进行评审及管理，降低多中心试验时的试验成本。

3）药品防伪溯源应用

因为药品生产的特殊性，可以先将区块链技术应用到药品的生产销售环节，把药品的追溯认证纳入市场监管中。消费者在购买药品时通过区块链相互对照来确保药品的合法性,同时满足监管需求。利用区块链技术可以记录药品的所有物流相关信息、渠道流通情况,并不能被篡改,堵住供应链的漏洞,解决长期以来备受困扰的假药问题。典型应用见附图 2-5。

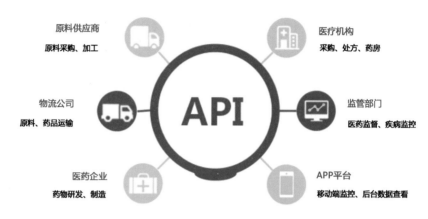

原料供应商　**原料采购、加工**

医疗机构　**采购、处方、药房**

物流公司　**原料、药品运输**

监管部门　**医药监督、疾病监控**

医药企业　**药物研发、制造**

APP平台　**移动端监控、后台数据查看**

附图 2-5　区块链技术在药品防伪溯源应用典型示例

4) 供应链管理应用

医疗器械和药品由于其自身对于人的生命健康的特殊性,不论是整个供应链物流各个环节的各种信息(如温湿度),还是整个处于动态中的物流信息(如出现问题后的及时溯源),整个医疗供应链对这些信息的监管的要求相较于一般的产品供应链要更高。在医疗机构授权的情况下,供应链体系内的流转过程数据进行加密上链,区块链不可篡改、数据完整追溯及时间戳功能,可有效解决医疗物资的溯源防伪问题,减少医疗不良事件的发生概率,确保患者就诊安全。

药品溯源管理是医疗机构重要的安全管理内容,将药品的生产包装信息、仓库存放时间、运输方式、授权代理、院内入库和临床使用等信息存放在区块链中,实现各类信息的不可篡改性,因此很容易立即验证药物、供应商和分销商的来源,确保可靠的药品流到达最需要的患者手中。

医疗器械物资类溯源管理,已经成为当前医院应用的热点。随着全国医疗器械唯一标识(UDI)的政策要求应用,医院可实现对器械物资的"一物一码"管理,从而进一步建立对器械、耗材等物资的采购供应、加工和配送的全供应链覆盖管理,最终达到科学地降低成本、增加效益的目的,提升医院精益化管理能力。

在当前疫情发生等公共卫生突发事件情况下,利用区块链技术可以快速建立可信的供应链管理机制。在紧急情况下,许多通常不属于医疗健康供应链的公司可能在生产医疗物资,例如口罩、礼服、护目镜和其他供不应求的物品,医疗物资的可靠性不能够得到有效保障;同时,医院为了解决紧俏物资供应问题,使用不同的方法获取物资,如独立采购、临时借货、接受捐赠等方式,也进一步加剧了医疗物资的不可靠问题。使用区块链技术,供应商与医疗机构共享供应链信息,实现对合同追踪和不良质量记录功能,建立起可信的物资生产、流通供应商目录,方便各医院能快速、安全地采购急需物品。典型应用示例见附图 2-6。

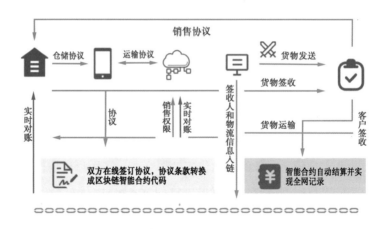

附图 2-6　区块链技术在供应链管理中的典型应用示例

随着医疗物资供应的规模化和专业化发展,也带来了资金压力问题。无论是正常时期还是疫情时期,不能及时汇款都会困扰相应的供应链厂商。使用区块链技术,将整个采购供应过程信息上链,形成了可信的应收账款记录和交流全流程追踪。

依托可信的交易记录,金融机构可以对各设备、药品、耗材供应商提供供应链保付代理和金融借贷业务,能够极大缓解供应商资金压力。促进整个医疗供应链的正常运转。在疫情情况下,也能反向促进医疗机构能够及时筹措到大量医疗物资,应对突发的公共医疗卫生事件情况,最终有力的保障整体抗疫作战能力。

5) 患者医疗健康数据共享

目前医疗健康数据大多以中心式存储方式,存放在各个医疗机构和信息系统中,能够满足机构内的数据管理和应用需求。但中心式存储容易遭受数据丢失、更改和攻击,同时中心式存储也产生了众多的医疗数据信息孤岛,阻碍了医疗数据互联互通互操作业务的发展。

采用区块链技术的医疗健康数据共享,可以实现健康档案、检查检验数据、个人就医记录等各类医疗数据的去中心化存储,能够提升互联网医疗、远程医疗等患者医疗健康数据共享的安全性和一致性。同时,区块链应用可以建立个人健康数据链,允许患者灵活的掌握个人全生命周期的健康信息。

6) 医疗保险应用

医疗数据"孤岛式"中心存储,使得医疗保险相关的投保和理赔业务所需的医疗数据难以共享。大量的保险业务仍停留在依靠纸质复印、快递、人工录入和人工审核等的工作方式,效率和准确性难以保证。使用区块链技术,将保险相关所需医疗数据快速上链,可安全地向保险公司提供不可篡改的医疗数据服务。保险机构可以使用"可信任"的链上数据完成线上理赔等业务,成本更低,业务操作更快捷。同样,也减少了医疗机构和患者在保险报销和理赔中的人工资料整理、提交等过程,降低了综合时间成本,提升患者保险理赔中的体验。

7) 医联体医疗应用

医疗数据共享:居民就近进行就诊或体检,根据需求通过区块链实现病历向上级医院的授权和流转。上级医院的医生在被授权后,可迅速了解患者的过往病史和体检信息,患者也不需要重复做不必要的二次基础检查,享受医联体内各级医生的"管家式"全程医疗服务。典型应用示例见附图2-7。

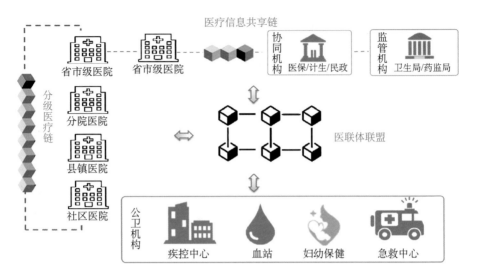

附图 2-7 区块链技术在医联体医疗应用典型示例

附件2-4　人工智能(AI)技术典型应用场景

1）激光智能导航

即时定位与地图构建导航方式，AGV 在未知环境中从一个未知位置开始移动，在移动过程中根据位置估计和地图进行自身定位，同时，在自身定位的基础上建造增量式地图，实现 AGV 的自主定位和导航。

2）3D 视觉导航

深度 3D 摄像头实时拍摄路面和障碍物深度图像，结合地图模型，结合超声定位，利用 3D 识别算法对永久性障碍物和临时障碍物进行分辨，运用机器视觉和激光导航等相关技术相结合识别路径实现自动导航，是当下最为可靠稳定的一种导航技术。

3）人脸识别技术应用

在机器人本体上安装人脸识别摄像头，获取人脸图像，与已经存在的人脸模型进行算法对比，同时可以进行活体和假体检测。机器人结合人脸识别技术，对机器人上料、发车、开门和下料等业务操作做权限判断，可以提高机器人使用的安全性与便捷性。

4）语音交互技术应用

结合语音大数据平台与语音拾取设备，对声音流进行降噪和优化处理，结合智能化的语境和语义解析，对使用场景和业务特性做定制化的配置，可以实现与机器人的拟人化对话，实现人机互动，免除接触式操作。

5）视觉识别技术应用

结合人工智能技术，对目标物体进行足够的模型训练后，利用视觉算法，机器人可以抓取物体的特性自动分辨物体，从而可实现机器人对不同物体的自动抓取功能，可在物品分拣、垃圾分类中，应用视觉识别技术后可大大提高工作效率，降低人力支出成本。

6）机器人自主学习算法应用

机器人的自主学习在当下智能机器人上的应用也非常普遍，为了适应复杂多变的环境下机器人对所处环境的理解,结合环境做路径规划和决策,激光视觉导航机器人就应用了机器人自主学习算法,从而使得机器人具备更高的自动化程度和更灵活的路径规划能力,自主学习已成为智能机器人中非常重要的一项能力。

7）数据智能算法应用

随着新技术的不断创新和医院规模的不断扩大,医院设施设备日益复杂,设施设备数量也随之增加,同时患者医疗需求也日益精细化,使得医院设备在使用中的可靠性和有效性直接关系到患者的安全与健康,医院后勤保障的压力越来越大,医院后勤部门如何实时保障医院环境与设备安全至关重要。上海一家市级医院已经在 2018 年开始建立基于各类设备运行数据及外部关联数据智能算法分析后的智能化风险预警系统。

该医院目前已经建设完成以下系统范围。

（1）基于 ISO9001 及 JCI 标准,建立包括医院医疗设备、通用设备及外部环境安全的风险预警预判机制,对设备进行全生命周期的风险预警安全管理。

（2）面向医院全流程管理,构建医院安全管理风险预警预判知识库。

（3）引入人工智能及物联网大数据。医院安全风险预警机制是一个复杂的管理过程,预警机制的实现必须借助于信息化措施。因此基于后勤智能化平台建立集医院安全风险评估、预警、干预方案流程闭环执行等功能于一体的安全风险预警系统。

目前国内关于医院设备安全风险预警预判机制的研究相对缺乏,尚未建立一套科学化、成体系的数据驱动预警系统。案例医院为了解决这一问题,开展进行以下研究并建立了医院内通用设备安全风险预警知识库及预警系统。

（1）研究医院设备安全应急管理的国家及地方标准、行业标准、国外管理或技术标准、专家知识以及医院应急安全管理体系内容等,了解医院设备风险预警的具体知识及业务流程。

（2）基于医院后勤智能化系统的应急精细化管理,制定风险预警机制及监控规则,调整或重塑流程,构建医院设备风险预警知识库(医疗设备安全、外部环境安全、通用设备安全)。

(3) 依托后勤智能化平台及信息化技术,建立知识库数据驱动预警系统。以大数据为基础、以风险评价为依据实施精细化监管,采用"互联网＋"、大数据的手段,有效整合各类数据信息,基于风险预判预警知识库的信息化实施,强化医院各部门、各岗位,明确任务分工和岗位职责,协同监管。基于统一的基础数据库,可实时抽取各系统模块中的数据进行多维度交叉分析,并运用数据可视化方法展示,对重要设施设备、重要运行指标进行实时监测、早期预警。

以针对各类大型设备运维管理的大数据人工智能分析场景来看,目前院内建立了一套医疗设备及大型通用设备在线监控平台,包括设备运行监控、设备使用统计、设备状态维护和设备信息管理等模块。通过以上四大模块实现的闭环管理,借助数据分析技术对设备运行数据进行清洗、筛选、汇总形成分析决策信息,为医院的设备管理提供决策依据。通过为医疗机构建设急救生命设备全生命周期管理平台,为医院拓展各类医疗设备管理,以解决设备管理难的问题为核心,依托互联网技术手段,实现医疗机构从管理的被动式向主动式的转变。

通过物联网＋医疗设备智能运维与监管系统旨在通过设备数据自动化采集技术,以反映设备真实的运行状态。在设备管理上实现基于设备状态、数据、位置和绩效的一体化实时管理。将设备在运行过程中发生的所有运维信息进行集中管理,集中分析,为设备运行提供可靠的数据支撑,辅助决策同时指导设备运维优化的方向,基于管理策略进行预防性维护操作,极大降低设备故障率,减少能源浪费与节约设备维护及人力成本。

该案例主要实现的成果:通过对后勤运行基础数据的梳理,在医院后勤行业中率先完成基于大数据的指标体系,提取 400 多个国内行业中涉及后勤与设备的规范标准,设计落地 1 200 多种智能算法模型,涉及2 842条数据驱动规则。

附件 2-5　智能机器人技术典型应用场景

1）封闭式搬运机器人在病区的应用

智能搬运机器人是在计算机中控系统控制下,利用激光导航和图像识别等技术,实现无人驾驶的全自动搬运配送功能,从而取代由人工运送标本、药品、医疗器械等物料的工作,有效解决医院 90% 以上的物品运输需求,补充医院原有的物流系统,提供安全、高效、准确和灵活的自动化运输方案。

封闭式搬运机器人配备触摸屏和语音识别技术,屏幕实现账户登录、指令下发、历史记录查询等功能,配置 RFID 刷卡、人脸识别和指纹识别,可用于账户登入和解锁识别,稳定可靠;箱体容积达到 200 L,用于运送体积较大物件,支持内部分层,分层有相应的指示灯,可快速指示货物位置、可根据具体使用情况装卸。

封闭式搬运机器人可部署在手术室和住院病区。在手术室区域每天为手术提供手术器材的运输和配送服务,机器人系统与 HIS(医院信息系统)对接,实现手术与二级库房之间的下单及自动物流配送,避免手术过程中因需要取临时手术用品导致手术中断,从而缩短手术时间,满足手术用品的信息化、精准化管理。

在住院病区实现药房至各个病区的集中医嘱带药,适用于药房、输液袋等大型医疗用品的无人配送,高效率的物流运转速度,解决医院高峰时段大量物资配送拥堵问题,减轻一线护士工作负担,优化医疗资源以及药品配送管理。封闭式搬运机器人在病区的应用见附图 2-8。

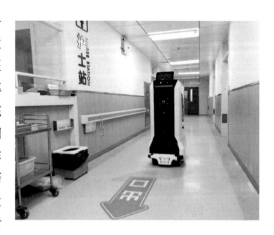

附图 2-8　封闭式搬运机器人在病区的应用

2）开放式搬运机器人在检验科的应用

开放式搬运机器人使用先进的 slam 技术，通过激光雷达传感器建立室内地图并对自身进行定位。同时系统会根据医院的使用情况，对需要搬运地位设置站点、充电点、避障点和空闲点。站点之间可以点对点发起搬运任务请求，机器人完成任务后可以自动回到空闲点。

开放式搬运机器人配备触摸屏，实现账户登录、指令下发、历史记录查询等功能；机器人分成 3 层，每层可单独绑定一个特定目的地，单趟任务可以配送多个目的地，并按顺序送达。

开放式搬运机器人主要应用于院内标本采集点与检验室的标本转运作业场景，当标本采集员收集完成后，呼叫开放式搬运机器人，并且对标本进行初步分拣，然后将对应检验标本放于对应位置，点击屏幕发放任务指令，搬运机器人可以与院内自动门、电梯互联，实现自主开门、自主乘坐电梯等功能，将样本运送到目的地后语音提示人员将样本取出，同时空托盘或支架输送回采样点，完成一次样本输送任务。解决检验科繁重的标本配送任务，节约医护人员来回取用标本的时间，优化标本配送时间和效率。通过对接医院的 HIS、LIS 等系统，从检验标本、血液标本的自动配送管理，到信息融合，实现标本运输的闭环管理。开放式搬运机器人典型实例见附图 2-9。

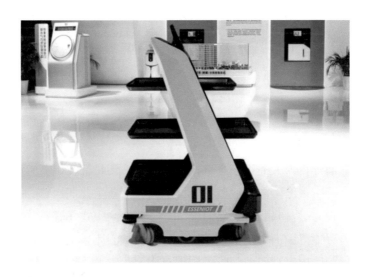

附图 2-9　开放式搬运机器人典型实例

3）机器人在医废收集中的应用

传统的医废收集基本是采用人工＋手推车的方式，存在着运营成本高、效率低，监管没有闭环等问题。针对以上问题，通过机器人医废收集系统，用于改善医废收集流程，节省收集人力成本，规范医废管理程序，把控监督医废收集和处理流程。该项目设备包括：自动搬运小车，医废收集笼车，医废称重设备，医废监管平台等。见附图 2-10。

通过信息录入设备将医废信息录入到医废数据平台，包括医废类型、医废重量，收集科室等信息。平台采用云端部署的方式，可通过 PC 个人电脑端、手机端查询医废收集信息，对医废进行处理全程的追溯与把控监督，对医废产生的类型与数量进行大数据统计分析，为医院决策提供精确的数据支持。

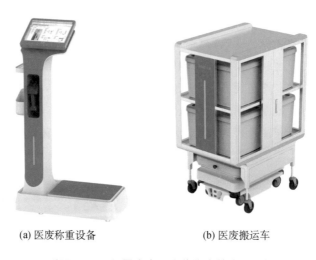

(a) 医废称重设备   (b) 医废搬运车

附图 2-10　机器人在医废收集中的应用示例

4）消毒机器人在医院感控消毒的应用

消毒机器人通过自主避让的 AGV 机器人底盘和多模块消毒装置结合，可实现医院内重症监护室、传染病房、新生儿病房、血液科、呼吸科、血透中心、烧伤病房、发热门诊、手术室、检测中式、输液中心和隔离病房等全覆盖范围消毒杀菌，在机器人可运动范围内，通过门控、梯控模块，可以与院内自动门、互联，可实现自主开门、自主乘坐电梯等功能，几乎涵盖了医院所有业务部门的日常消毒作业工作。

同时消毒机器人配备不同消毒功能,如紫外灯照射、消毒液干雾、等离子过滤,可依据不同使用场景,提供有人和无人情景下不同消毒作业模式。传统喷洒消毒时间、人员等因素影响,可能会存在消毒不彻底、局部漏消毒的情况,智能消毒机器人可实现定时定点消毒,且数据有追溯性,可实现高、中、低等不同消毒水平。

消毒机器人能提高医院整体消毒效率,实现全自动化自主控制,减轻人员的工作负担,降低医护人员交叉感染风险,做到医院消毒杀菌标准化管控、医院消毒过程量化管控、医院消毒大数据平台管控,从而提升医院的核心竞争力。消毒机器人在医院感控消毒的应用见附图 2-11。

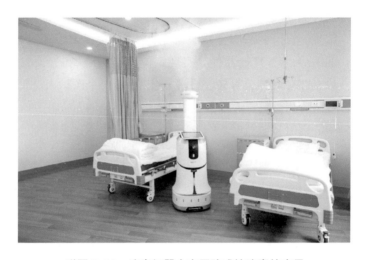

附图 2-11　消毒机器人在医院感控消毒的应用

附件 2-6   智能安防技术典型应用场景

1）室内定位紧急报警技术应用

医院是人员流动非常复杂、密集的公共场所。在国内医院，已发生多起医闹直至伤医的案件，案发事件发生往往不是在固定场所。传统紧急报警装置都是固定位置安装，医护人员的人身安全受到威胁时，很有可能离医院所设置的紧急报警装置较远，导致无法在第一时间发出报警和警情位置信息。

通过部署基于 RSSI（Received Signal Strength Indication，信号场强指示）的蓝牙网关、服务器加软件算法，以及置于手环、胸牌等移动设备中的 I/O、蓝牙广播器件等实现定位、信号互联和警情发送。在医院门急诊、住院部、办公等楼宇设置蓝牙网关，每个医护人员配置报警定位手环或胸牌，每个保安人员配置安装接警 App（或专用手持 App），安防监控中心部署接收、调度管理软件。典型应用示例见附图 2-12。

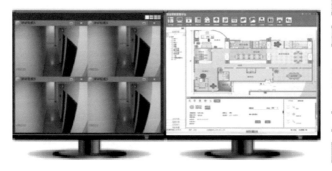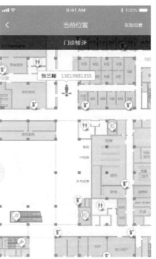

附图 2-12   室内定位及 App 示例

在医闹和伤医案突发事件发生时，医护人员在相关区域内，可随时随地通过手环或胸牌把警情和警情发生位置信息发送出去，医院内安保人员接到报警信息后，及时赶赴救援。

可实现的管理功能包括紧急报警信息（含警情发生位置）发送、随现场位置视频联动、推送移动端 App 报警、地图位置跟踪显示及中心、移动端协同应急处置、全程信息记录等。

2）人脸识别重点人员技术应用

医院是一个人员密集型公共场所，为保障医护人员以及就医人员的安全，医院安保部门需要对可能危及医院安全和管理的重点关注人员进入医院时实时识别并报警提示。重点关注人员，如：涉暴力伤医、涉医群体事件、公安部通缉的嫌疑犯、倒号黄牛、黑殡葬、黑护理及惯偷等人员。依靠传统保安巡逻的方式，无法及时、准确识别和判断，且在人流量极大的医院，几乎无法有效对重点关注人员进行跟踪监管。

在医院急诊室、主要通道、出入口等人员通行的重要部位部署人脸识别摄像机，在后台配套的人脸识别服务器，在监控中心部署人脸识别系统的管理终端。

当重点关注人员出现在相关部位时，系统实时抓拍、实时比对。比对成功的，即发送报警信号到监控中心和安保移动 App，安防监控中心确认为实警后及时通知现场保安跟踪、处置。典型应用示例见附图 2-13。

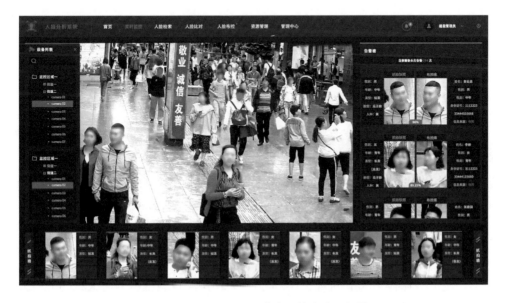

附图 2-13　人脸识别重点人员技术应用场景

可实现的管理功能包括重点关注人员人脸库建设、人脸实时抓拍、人脸实时比对、识别报警推送安防监控中心、安保移动端 App、监控中心复核、调度,与安保移动端协同处置、警情记录和查询等。

3) 系统设备自动化运维技术应用

安全防范系统已经成为支撑医院安全防范工作最重要、最基础的技术手段。因此,安防系统和设备的正常运行,及时发现和处置系统设备故障就成为医院安防工作的重要保证。目前医院后勤管理人员日常工作中有很大一部分内容是系统设备的维修、设备资产的盘点、设备工作状态的检查等。这样的工作模式耗时耗力、效率低下,同时不可避免会出现人为错误,遗留风险隐患。

可以在安全防范管理系统上部署自动巡检管理软件。监控中心配置安排相应巡检的设备和巡检计划,自动巡检管理软件发现设备异常时,如:视频质量异常与移位、录像保存时间检查、硬盘故障及设备宕机与掉线等,自动推送监控中心或维保 App,通知设备维保商进行设备维修,系统全程记录设备维修进程。实现对安防系统和设备运行状态与故障情况进行自动监测、报修与维护管理,可对多厂家和多种安防系统设备进行自动监测。

可实现的管理功能包括:设备巡检计划配置、一键手动体检、录像完整性检查、视频质量异常与移位检测、安防系统设备资产管理、全流程维保跟踪,大数据分析,包括设备故障率、维护及时率、设备故障高发期、故障设备分布等。

4) 出入口远程认证控制技术应用

根据国家《医院安全技术防范系统要求》(GB/T 31458—2015)标准和申康中心安防建设指南的要求,医院致病微生物、血液、"毒、麻、精、放"等管制药(物)品、易燃易爆物品、贵重金属等存储场所,以及实验室、化验室等区域为医院安全技术防范重点部位。

针对这些高风险场所,医院需要提升相关区域的管控等级,确保出入相关场所的人员安全可控、过程可追溯。在医院重点部位的出入口部署门禁系统的读卡器及安防摄像机,在监控中心部署门禁系统软件及管理平台。

当相关人员需要进入医院安全技术防范重点部位时，首先需要通过本地门禁系统进行通行权限认证，所持门禁卡经过系统确认后，认证请求上报监控中心，监控中心根据刷卡的人员信息以及现场实时视频画面，确认人卡合一，并且无异常情况后，通过视频复核，系统认证，由监控中心远程授权打开出入口的门。

可实现的管理功能包括本地验证＋远程授权认证、远程视频语音对讲＋复核＋授权开关门、过程全记录（包括过程视频记录、出入人员信息、时间信息等），以便追溯。具体应用场景示例见附图2-14。

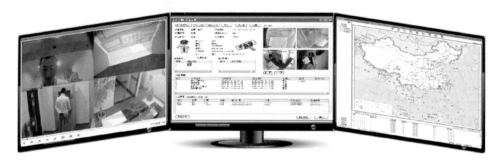

附图2-14　出入口远程认证控制技术应用场景示例

5）视频监控系统线上巡查技术应用

对医院规定的重点区域巡更检查，一般是采用安保人员巡更的方式进行。人员巡查所需支付的费用比较高，人员检查履职的质量也不容易管理。如何在不降低巡更检查质量的情况下，减少巡更安保人员的费用，是本技术的应用点。

在安全防范管理系统上部署巡查管理软件，根据不同部位的风险管理要求，配置巡查部位清单、检查要求要点、值班人员排班巡查工作表，之后由监控中心值守人员上岗后执行相关巡查任务。

执行巡查任务期间，对发现的异常情况（如消防通道禁止堆放杂物、现场不符合管理要求等问题）可进行抓图、描述巡查出的问题、记录现场视频等，记录全过程并转发相关结果给上级主管，实现监控中心日常工作从"被动"到"主动"的管理要求。

可实现的管理功能包括：巡查部位和巡查任务编制（执行频次、周期、人

员、开始时间、结束时间和执行预案等)、检查要求(国标、地标以及医院
对相关部位的管理要求等)导入、巡查任务执行和转发管理结果、大数据
分析,包括问题汇总、问题类型、问题部门等。具体应用场景示例见附
图 2-15。

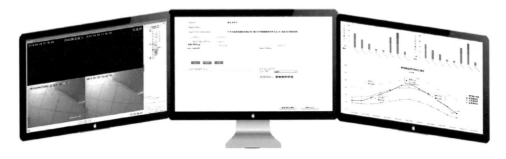

附图 2-15　视频监控系统线上巡查技术应用场景示例

6) 移动 App 巡查技术应用

该技术采用在手机或其他专业移动设备,替代传统电子巡更系统实现安
保人员巡更要求的技术。对医院规定的重点区域巡更检查,一般是采用
安保人员巡更的方式进行。人员巡查的费用比较高,人员检查履职的质
量也不容易管理。传统电子巡更系统建设费用和维护费用都比较高。
在实现安保人员巡查要求的情况下,提高巡查质量,减少系统建设和维
护费用,是本技术的应用点。

在安全防范管理系统上部署巡查管理软件,并为保安人员手机或专用移
动设备安装巡查 App 软件。通过安全防范管理系统管理终端配置好巡
查人员、巡查线路、巡查时间和巡查要求等,巡查安保人员根据配置好的
巡查任务实施巡查。发现的异常情况可拍照记录并上报监控中心,紧急
情况时,可在现场做相应应急处置,系统记录巡查过程。

可实现的管理功能包括:巡查任务(巡查人员、巡查线路、巡查时间和巡
查要求)编制,移动 App 巡查任务执行,巡查过程(人员、线路、时间
等)记录,巡查情况上传监控中心,大数据分析,包括问题汇总、问题类
型、问题部门等。具体应用场景示例见附图 2-16。

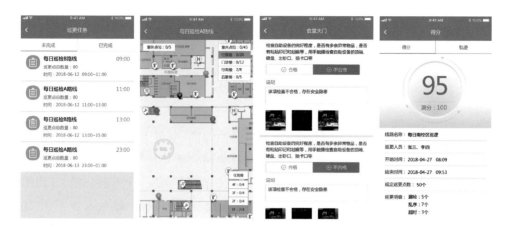

附图 2-16　移动 App 巡查技术应用场景示例

附件3　典型应用案例

附件3-1　北美第一家全方位数字化医院

H医院位于北美北部某一线城市的西北部,服务人口约85万人。人口持续增长对老医院陈旧的技术以及建筑设施提出挑战,在此背景下,H医院决定建设新的院区。H医院是公立综合医院,建筑面积约15万平方米,床位数约600多张。医院建设愿景包括:清洁、绿色和数字化,通过应用最新技术,全面提升患者护理体验,同时提高医院运行效率、准确性、可靠性和安全性。

H医院在建设模式上的创新包括以下几点:

(1) H医院采用了PPP的建设模式,由融资租赁方作为代建方,直接对政府负责;

(2) 采用技术总包模式,由技术总包负责全部建筑智能化系统、诊疗智能化系统及IT基础设施设计和建设,并协同传统机械设备承包商、电气承包商共同对施工工程总承包负责;

(3) 该项目选择总集成商模式,总集成商不仅参与设计、施工建设全过程,同时对后期运维效果负责,承担未来30年医院的设施整体运维。

1)　以集成化床边终端为中心的智能病房场景

H医院的建设理念之一是彻底重造患者护理。为提升病房体验,H医院在单人病房中安装了带有摇臂的触摸式集成化床边终端,作为智能病房的交互界面。此终端集成了楼宇自控系统、护理呼叫系统、患者娱乐系统、点餐系统、EMR系统等楼宇智能化、诊疗智能化及信息系统,能够同时为患者及医护人员服务。患者可以通过此终端进行环境控制、呼叫和联系医护人员、点餐(仅限病历中允许的餐食)、播放娱乐及教育节目、了解医院及医护人员信息等;医护人员可以通过此终端随时访问病历信息、患者体征信息、输入更新检查检验结果、进行药品输液扫码等,辅助日常护理工作。具体示意见附图3-1所示。

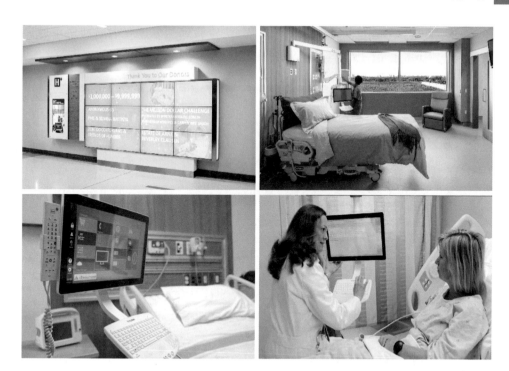

附图 3-1　以集成化床边终端为中心的智能病房场景

2) 基于室内定位、流程自动化及自动物流的人流/物流管理

H 医院总共规划 27 000 个室内定位标签容量(是目前世界上最大的医院室内定位应用之一,截至目前已经使用了 1 000 个以上的资产定位标签及 8 000 个人员定位标签),对人员、资产进行定位。同时,人员定位系统与众多诊疗应用进行了集成与联动,例如,当患者呼叫或 HIS、EMR 系统中表明有跌倒风险的患者发生离床报警时,呼叫及报警信息将优先发送至距离呼叫或报警病房最近的相关护理人员。此外,流程自动化系统大大提升了日常医护效率并减少了医疗差错。例如配药系统会根据医嘱系统自动进行配药,并按照病区位置由自动导航物流车 AGV 送至各病区(为保证安全性,遭遇阻拦可以自动避让并拍照报警);病区分药站可以通过 RFID 药品检查系统辅助检查配药盘中药品的正确性(最快每秒检查 150 项药品);加上集成化床边终端的扫码及 EMR 比对,可以在高效率运作下保证最低的用药差错率。类似的自动化流程也被使用在诸如护理检验环节,极大的提高了工作效率。例如,患者日常采血检验通过扫码检验、气动物流、实验室自动分配和检验结

果电子传递等一系列自动化流程，从检验到结果递交的时间将由原来3 h 缩短至 1 h。具体示意见附图 3-2。

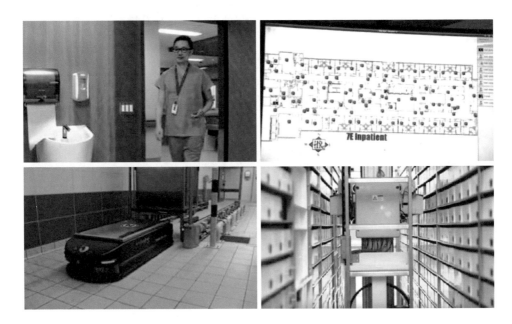

附图 3-2　基于室内定位、流程自动化及自动物流的人流/物流管理

3) 医院中间件集成及指挥中心

H 医院除传统弱电集成外，通过中间件在 14 个关键系统（涵盖设施设备、诊疗及 IT 等）之间建立了超过 15 项集成应用（包括前述应用）。所有这些数据汇总在两个指挥中心，一个指挥中心侧重于建筑设施管理，保障医院具备"健康"的生命支撑体系；另一个指挥中心侧重于医疗服务，监视主要服务区域，实时管理和协调诊疗服务，保证每一位患者的就诊过程都是顺利、愉悦的。具体示意见附图 3-3。

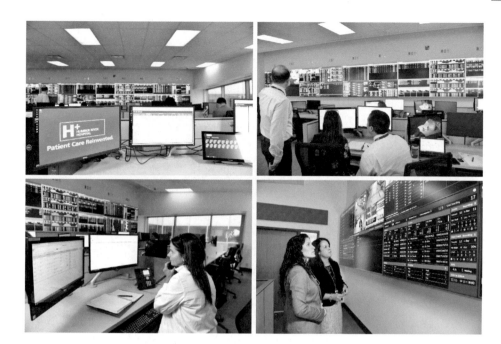

附图 3-3　医院中间件集成与指挥中心

附件 3-2 上海市同济医院全科智慧病房

上海市同济医院(同济大学附属同济医院)是上海市普陀区内唯一一家集医疗、教学、科研及预防功能为一体的三级甲等综合性医院,全院占地46.7亩、建筑面积约10万米²、开放床位数1 500张。"同济医院"这一历史品牌承载着同济大学重振医科的责任与使命。为打造人性化、智慧化、高效化的一流大学附属医院,同济医院开始了崭新的征程。

作为上海市智慧病房试点单位,上海市同济医院联合上海申康医院发展中心、北京江森自控有限公司、同济大学复杂工程研究所等单位,对全科病区进行了智慧化建设,力争树立智慧病区(含病房及护理区)的行业标杆。同时,医院以全科智慧病房建设为契机,以点带面推进全院智慧化建设,打造人性化、智慧化、高效化的一流大学附属医院,为大型城市中心城区既有大中型医院智慧升级与改造树立新典范。本章节将从智慧医院基本建设总体框架思路、全科智慧病区场景、智慧发热门诊及隔离病房场景和智慧物流应用场景4个方面介绍上海市同济医院的智慧化建设。

1) 智慧医院基本建设总体框架思路

在"十三五"(2016—2020)阶段,上海市同济医院(以下简称同济医院)在基本建设与后勤运维精细化管理方面都有较长足的进步。面临"十四五规划",医院仍需在提高应急能力、后勤全面数字化、智慧后勤算力和以人为本等方面继续推进智慧后勤建设,全面提升医院建设和运维表现。作为典型大型城市中心的既有医院,同济医院的智慧升级改造需要在尽可能减少对运行影响的前提下逐步开展,确保各阶段投入的延续性和兼容性,避免重复或浪费投资。因而整体规划、逐步实施、局部试点、快速推广对于智慧医院的建设尤为重要。

同济医院智慧后勤的建设愿景围绕安全、高效、可持续和以人为本四个核心价值展开,依据2019年国家卫健委提出"智慧医院=智慧医疗+智慧服务+智慧管理"的建设理念逐步开展了全方位智慧化升级改造,详见附图3-4。

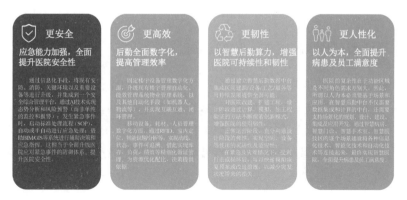

附图 3-4　上海市同济医院智慧后勤建设愿景

规划建设"统一数字基建,打造两大基础集成应用、一个中台和多类组合式智慧场景"的智慧后勤总体架构,由此将"十三五"末期以及"十四五"期间的后勤基建项目纳入整体架构蓝图。每个项目按照基础建设资金分配以及各功能区域(门急诊楼、各病房楼、医技楼和科教楼等)的改造大修计划完成架构中的一块拼图,最终还原出整体蓝图,如附图 3-5 所示。

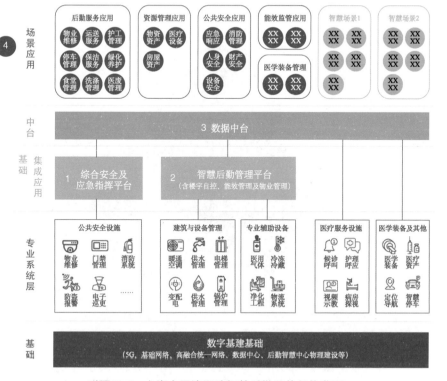

附图 3-5　上海市同济医院智慧后勤总体架构蓝图

2）全科智慧病区场景实践

(1) 智慧场景区域及行业功能需求确定

打造智慧场景首先需要明确病区这个载体的建设目标。本改造项目以此次新型肺炎迅速扩张为背景，旨在通过先进的跨学科技术（如暖通技术、智能化技术、信息化技术和机器人技术等）与医疗空间/需求/流程的结合，提升传染病区的安全性及管理水平、提高患者便利度和满意度以及护士护理效率。

参照国家卫健委提出的"智慧医院＝智慧医疗＋智慧服务＋智慧管理"的建设理念，对于智慧病区的改造，应用同样的逻辑结构，对不同角色的需求进行梳理，即智慧服务对应患者需求、智慧医疗对应护理需求、智慧管理对应管理者需求。附图3-6展现了需求分析的综合结果，其中蓝色字体为针对此次疫情新增加的功能需求。场景需求分析阶段并非仅针对当前的需求和预算范围，而是需要尽可能地考虑到未来的需求和技术发展。即使目前仅满足了部分功能需求，也可以为将来升级扩展预留接口和扩容提供可能。

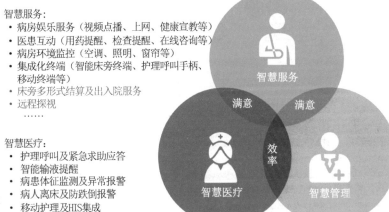

智慧服务：
• 病房娱乐服务（视频点播、上网、健康宣教等）
• 医患互动（用药提醒、检查提醒、在线咨询等）
• 病房环境监控（空调、照明、窗帘等）
• 集成化终端（智能床旁终端、护理呼叫手柄、移动终端等）
• 床旁多形式结算及出入院服务
• 远程探视
  ……

智慧医疗：
• 护理呼叫及紧急求助应答
• 智能输液提醒
• 病患体征监测及异常报警
• 病人离床及防跌倒报警
• 移动护理及HIS集成
• 远程会诊
  ……

智慧管理：
• 资产定位及优化管理
• 病区综合集成监控管理平台（状态/参数/预警/优化等）
• 应急响应及指挥（火灾/感染/医闹等）
• 病患及病房信息白板
• 护理动线及可追溯管理
• 护士护理的绩效性管理
• 红外自动测温
• 病患实时定位及虚拟周界报警
• 正负压监控
• 消毒机器人及环境消毒监控
• 机器人及自动物流
• 智慧梯控（非接触式语言控制/体温/口罩/楼层）

附图3-6   上海市同济医院智慧病区改造需求分析

(2) 技术应用的选择及场景聚合

明确需求后，可根据需求的优先级以及当前预算情况选择匹配的技术和应用。场景的智能、智慧程度并非技术和应用的叠加，而需要考虑基于角色的场景聚合。以此次上海市同济医院智慧病区为例，见附图3-7～附图3-9。

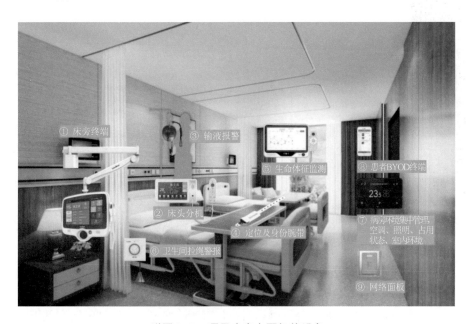

附图3-7 项目病房主要智能设备

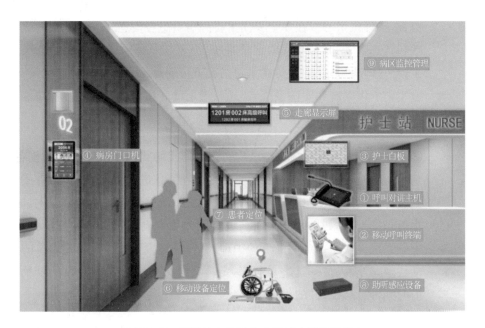

附图3-8 项目护士站及公共区域主要智能设备

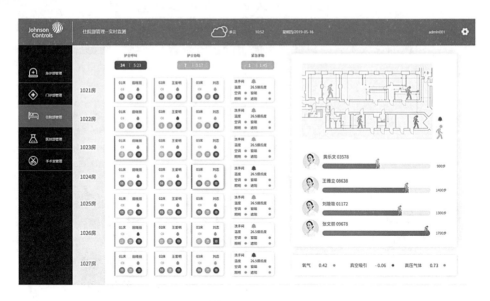

附图 3-9　病区综合集成监控管理界面

① 智慧管理方面,传统护士白板只显示各病床的入住患者信息,当病区增加了智能输液、护士呼叫、病房环境控制等功能后,通常是每增加一个系统就需要增加一台主机,导致操作烦琐、使用频率不高、效率低下。此次改造,通过将所有相关系统都进行集成,为护理班组定制集成化护士白板,护理班组可以在一个界面上看到所有患者信息、病房环境、输液及呼叫状态等;同时结合室内定位系统,患者如有摔倒或者走失的情况发生,会立即报警;护理人员在紧急情况下可通过工号牌上的报警按钮,结合室内定位系统和安防系统,实现一键求助和报警。且集成各种功能的工号牌还能统计护士的工作量及护理效率。

② 智慧医疗(护理)方面,病房中安装了非接触式离床及体征监测设备,患者离床时,系统会首先对 HIS 中的患者信息进行查询,确认患者是否具有摔倒风险,仅在具有摔倒风险且定位系统显示病房内无护理人员时报警至护士站;如果护士站在一定时间内没有响应,系统还会自动根据定位系统寻找距离病房最近的护理人员,并将报警发送至相关人员的移动终端;护理人员一旦进入病房,定位系统会自动记录响应人员以及响应时间,以保证事件的可追溯性。

③ 智慧服务方面,病区通过床旁终端集成所有护理请求、用药提醒、医

患互动、娱乐服务、病房环境控制以及床旁结算等服务，使得患者在行动不便的情况下仍然可以随手获取需要的服务，这种对于服务和环境的控制有助于增强患者自信心，提高康复速度。同时，医护人员也可以通过床旁终端进行一些相关护理查询及记录，提高了护理工作效率。结合此次疫情产生的新需求，病区还增加了物流机器人和消毒机器人，不仅进一步提高了辅助护理效率，同时也减少了人员非必要接触，降低病毒传播的可能性。

以上只是针对智慧管理、智慧医疗和智慧服务场景聚合中的一些举例。此病区类似的场景聚合还有很多，都是通过预先的需求分析和架构设计，将不同应用聚合、打通，针对不同角色实现额外的智慧价值。

（3）智能场景的模块化

此次智慧病区改造是针对医院全科病区进行的，是全院乃至上海市的一个试点和示范工程。搭建的场景必须具备可复制性，因此整个功能架构按照模块化进行设计。针对不同医院的 HIS 系统、护理呼叫等系统，此场景都可以进行定制化对接；同时场景中的功能也可以进行模块化增减，目前医院正在参照该智慧病区对全院普通病房规划，通过适宜性选择在全院推广；随着需求和技术的发展，场景聚合功能也可以不断增加，实现场景的可升级、可扩展。

3）智慧发热门诊及隔离病房场景实践

2020 年年初，正当全科智慧病区如火如荼建设之际，新冠肺炎肆虐全国，医院作为疫情防控的最前线，承担着极高的防控压力。为快速应对防疫需求，上海市同济医院快速从发热患者就诊、隔离流程的角度对医院目前基础设施存在的主要问题进行梳理并启动改造工程。通过分析，医院发现应对新冠疫情，医院基础设施存在的主要问题包括：

① 院区整体及楼宇出入口及交通流线不合理，导致感染风险难以防控。

② 发热门诊及隔离留观病房区域面积不足，功能、流程和装备不全，难以满足大规模突发疫情防控要求。

③ 智能化技术、设施运用不足，难以实现精确防控和保证防控效率。

针对这些主要问题，医院从服务患者及管理流程角度提出了相应改造措施，其中上海市同济医院智慧发热门诊及隔离病房改造方案如附图 3-10 所示。

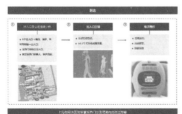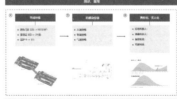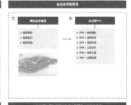

附图 3-10　上海市同济医院智慧发热门诊及隔离病房改造方案

④ 医院出入口及主要楼宇门口设置管控功能，管控内容包括红外热成像实时测温并上传、人员信息验证登记以便后续跟踪管控等。

⑤ 为满足常态化防疫的建设要求，对医院原有肝炎诊区、肠道诊区、发热诊区进行改造，实现平战转换。采用的建筑技术包括营建轻钢系统建筑并配备相关医疗辅助设施、对原有建筑采用装配式内装系统并对内部空间进行快速分隔、采用装配式厕所以提升留观隔离病房的医疗环境。

⑥ 留观过程中，患者将通过电子手环进行定位追踪，一旦离开隔离区域就会报警且电子手环具有防拆防剪功能。

⑦ 在发热门诊及隔离病房区域采用智能化、无人化技术（运送机器人、消毒机器人、智能输液和可视对讲等）以尽可能减少人员之间的接触，降低传染可能性。通过计算机模拟发现这些智能化、无人化技术的使用，不仅可以在战时节省大量防疫物资且大幅度降低了二次感染的爆发风险。

⑧ 沿用全科智慧病区的管理平台，发热门诊及隔离病房区的自动化、智能化系统也都通过病区智慧管理平台实现集成化管理，通过智慧服务、智慧医疗和智慧管理来提升管理水平及患者、医护的满意度。

⑨ 发热门诊及隔离病房区域改造全过程（包括转换模拟、流线分析、设施布局、工艺设计、专业工程及运维管理等）使用 BIM 技术进行赋能，大幅度地缩短了改造时间、降低改造成本，并提高了改造实施的精准性和运营效果。

4）智慧物流系统

医院目前正在新建内科医技综合楼，总高为16层，建成后将和现有的外科医技综合楼无缝对接，楼层空间相互连通。内外科楼总建筑高度约64 m，一个病区的水平长度约100 m。通过对建筑楼宇基本条件的分析、对院内物资运输流程调研以及数据采集的梳理，最终确定采用组合式的智慧物流传输系统，以箱式物流为纽带，组合机器人物流、连通各主要医疗楼宇之间的中型医疗物资传输；气动物流作为辅助，连通各主要医疗楼宇之间的小型医疗物资传输。

箱式物流系统能够打通楼层间垂直物流的壁垒，运用此系统可实现各楼层之间的垂直贯通，将内科楼一楼静脉配置中心和外科楼的大批量物品运送到其他楼层。机器人物流系统的启用，解决了楼宇间的水平运送问题。运用运送机器人，有效实现内外科楼之间医疗物品的自动化运输，详见附图3-11所示。气动物流系统能灵活、快速地解决小体积医疗物品的垂直水平高速自动化传输。

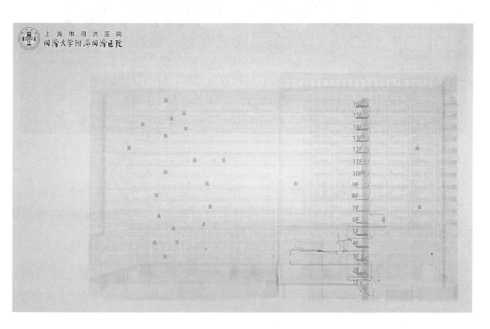

附图3-11　上海市同济医院箱式物流系统示意图

建立基于BIM的智慧物流可视化运维平台，如附图3-12所示，平台集成箱式物流、气动物流和机器人物流，对医院的物流系统进行实时监控。

3D 监控系统系统实时监控画面以 3D 动画的效果呈现,真实展现物资输送的场景,便利地了解实时物资状况。3D 画面具有缩放功能,运行监控时,都能够无限地扩展可视空间。可监控的内容包括药箱任务查看、药箱追溯查询、可视统计报表、路径状态分析、执行时间把控、设备状态监控、设备故障报修及设备能耗分析等。

未来还将规划整个院区的物流系统,物流系统通过 4 栋主要医疗楼宇的连廊,实现 4 栋大楼医疗物资的封闭运输,节约后勤成本,改善就医环境。

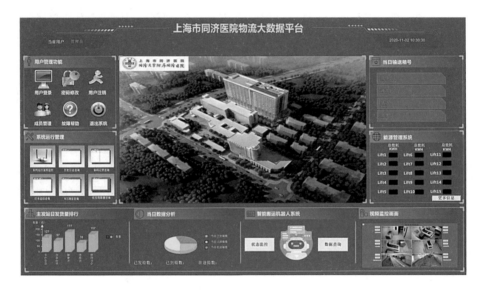

附图 3-12　基于 BIM 的智慧物流可视化运维平台

现代医院智慧化物流系统的应用将会提升各类效益,包括提高配送效率、降低医护人员劳动强度、准确及时可溯源、实现精准化管理、理顺医疗环境、减少交叉感染几率和减缓电梯压力等。

全科智慧病区、智慧发热门诊及智慧物流系统的应用,只是上海市同济医院目前已经实施的三个场景,在"两大基础集成应用、一个中台"的基础上,医院正在进行规划和建设的工程及场景还包括新建内科医技综合楼、智慧无人诊疗中心等项目。通过逐步改造、升级乃至新建,上海市同济医院已经踏上了建设一流大学附属智慧医院的崭新征途,将为大型城市中心城区既有医院智慧升级改造树立新的典范。

缩略语

5G	5th generation mobile networks	第五代移动通信技术
AAU	active antenna unit	有源天线单元
AEP	application enablement platform	应用使能平台
AGV	automated guided vehicle	自动导引车
AIoT	artificial intelligence & internet of things	智能物联网
ARP	address resolution protocol	地址解析协议
BACnet	building automation and control networks	楼宇自动化与控制网络
BAS	building automation system	楼宇自动化系统
BBU	building base band unite	基带处理单元
BI	business intelligence	商业智能
BIM	building information modeling	建筑信息模型
B-TrunC	broadband trunking communication	宽带集群通信
CMDB	configuration management database	配置管理数据库
CPU	central processing unit	中央处理器
CT	computed tomography	电子计算机断层扫描
CU	centralized unit	集中单元
DDC	direct digital control	直接数字控制器
DesignOps	design operations	设计运营
DevOps	development operations	开发运营
DMP	data management platform	数据管理平台
DR	digital radiography	数字化 X 射线摄影系统
DU	distributed unit	分布单元
EMR	electronic medical record	电子病历系统
eMTC	enhanced Machine-Type Communication	增强机器类通信
FM	facility management	设施管理

GIS   geographic information system   地理信息系统

HIS   hospital information system   医院信息管理系统

ICT   information and communications technology   信息与通信技术

IDS   intrusion detection system   入侵检测系统

IOT   internet of things   物联网

IT   information technology   信息技术

KNX   konnex   住宅和楼宇控制标准

KVM   kernel-based virtual machine   基于内核的虚拟机

LDAP   lightweight directory access protocol   轻型目录访问协议

LIS   laboratory information system   实验室(检验科)信息系统

LonWorks   local operating network   局部操作网络

MBSA   microsoft baseline security analyzer   微软基线安全分析器

MEC   mobile edge computing   移动边缘计算

MQTT   message queuing telemetry transport   消息队列遥测传输协议

MRI   magnetic resonance imaging   磁共振成像

Mysql   my structure quest language   关系型数据库管理系统

NAS   network attached storage   网络附属存储

NB-IoT   narrow band internet of things   窄带物联网

NGB-W   next generation broadcasting network   下一代广播电视无线系统

Ntfs   new technology file system   新技术文件系统

OA   office automation   办公自动化

ODBC   open database connectivity   开放数据库互连

OM   operations and maintenance management   运营与维护管理

ONVIF   open network video interface forum   开放式网络视频接口论坛

OPC   object linking and embedding(ole) for process control   数据采集
             协议

OPC-UA   open platform communications unified architecture   开放平台通
             信统一架构

OT   operational technology   运营技术

PACS   picture archiving and communication systems   影像归档和通信
             系统

PB   protocol buffers   网际协议

PGA   program global area   程序全局区

PM	project management　项目管理
PMD	programming mistake detector　JAVA 代码静态分析工具
POE	power over ethernet　以太网供电交换机。
PRRU	pico remote radio unit　射频拉远单元
QoS	quality of service　服务质量
RabbitMQ	rabbit message queue　Rabbit 消息队列
RAN	radio access network　无线电接入网
RDBMS	relational database management system　关系数据库管理系统
Redis	remote dictionary server　远程字典服务
RFID	radio frequency identification　射频识别
RHUB	remote radio unit hub　射频拉远单元集线器
RIS	radiology information system　放射科信息系统
RRU	remote radio unit　射频处理单元
SAN	storage area network　存储区域网络
SDK	software development kit　软件开发工具包
SGA	system global area　系统全局区
SOA	service-oriented architecture　面向服务的架构
SQL	structured query language　结构化查询语言
SSH	secure shell　安全外壳协议
SSL	secure sockets layer　安全套接字协议
SSO	single sign on　单点登录
TCP/IP	transmission control protocol/internet protocol　传输控制协议/网际协议
UDI	unique device identification　唯一医疗器械标识
UDP	user datagram protocol　用户数据报协议
UPS	uninterruptible power supply　不间断电源
VLAN	virtual local area network　虚拟局域网
VMM	virtual machine monitor　虚拟机监视程序
VMware	virtual machine ware　威睿公司开发的虚拟机软件
WebGL	web graphics library　Web 图形库

参考文献

［1］张建忠,李永奎,曹玲燕,等.国内外智慧医院建设研究［J］.中国医院管理,2018,
　　38(12):64-66.

［2］张建忠,李永奎,张艳,等.智慧医院项目的建设与运维管理研究［J］.建筑经济,
　　2018,39(06):57-60.

［3］互联网医疗健康产业联盟.5G时代智慧医疗健康白皮书［R］.2019,7.

［4］European Union. Smart Hospitals:Security and Resilience for Smart Health
　　Service and Infrastructures［R］.2016-11.www.enisa.europa.eu.

［5］麦肯锡.未来已来:智慧医院发展之路［R］.2019-7-22. www.mckinsey.com.cn.

［6］郭重庆."智慧医院"离我们还有多远?［J］.清华管理评论,2019.

［7］复旦医院后勤管理研究所.医院后勤院长实用操作手册［M］.上海:复旦大学出版
　　社,2014.

［8］中国医院协会,同济大学复杂工程管理研究院.医院建设工程项目管理指南［M］.
　　上海:同济大学出版社,2019.

［9］郑展鹏,窦强,陈伟伟,等.数字化运维［M］.北京:中国建筑工业出版社,2020.

［10］陈梅,李永奎,潘曦宇.我国医院后勤管理的研究进展与趋——基于过去30年的
　　文献计量学分析［J］.中国医院建筑与装备,2020,6(21):89-92.

［11］Li Y, Zhang Y, Wei J, et al. Status quo and future directions of facility management:
　　a bibliometric-qualitative analysis［J］. International Journal of Strategic Property
　　Management, 2019, 23(5): 354-365.

［12］《医院后勤设备智能化管理系统建设技术规范》(DB31/T 984—2016).

［13］《建筑智能化系统运行维护技术规范》(JGJ/T 417—2017).

［14］《安全防范系统维护保养规范》(GA/T 1081—2020).

［15］《安全防范工程技术标准》(GB 50348—2018).

［16］上海申康医院发展中心.上海市级医院建筑信息模型应用指南［M］.上海:同济大
　　学出版社,2017.

内 容 提 要

本书立足上海市级医院实际及最新需求,讨论医院智慧后勤管理系统的总体理念、架构与功能、规划与设计、部署与应用、维护与升级、建设与运维模式以及运维评价等全过程、全方位核心问题,并提供新兴技术在智慧医院中的典型应用场景以及典型案例。本书不仅对医院后勤实践具有重要指导意义,对相关研究及政策制定也具有参考价值。

图书在版编目(CIP)数据

上海市级医院智慧后勤管理系统建设与运维指南:
面向更安全、更高效、更韧性和更人性化的管理需求 /
上海申康医院发展中心,上海市同济医院,同济大学复杂
工程管理研究院编著. —上海:同济大学出版社,
2020.11
(申康中心现代医院管理系列丛书)
ISBN 978-7-5608-9623-6

Ⅰ.①上… Ⅱ.①上… ②上… ③同… Ⅲ.①医院—
后勤管理—管理信息系统—指南 Ⅳ.①R197.324

中国版本图书馆 CIP 数据核字(2020)第 241354 号

上海市级医院智慧后勤管理系统建设与运维指南
——面向更安全、更高效、更韧性和更人性化的管理需求

上海申康医院发展中心　上海市同济医院　同济大学复杂工程管理研究院　**编著**

| 责任编辑 | 姚烨铭 | **责任校对** | 徐春莲 | **封面设计** | 陈益平 |

出版发行	同济大学出版社　　www.tongjipress.com.cn
	(地址:上海市四平路 1239 号　邮编:200092　电话:021-65985622)
经　　销	全国各地新华书店
排　　版	南京文脉图文设计制作有限公司
印　　刷	上海安枫印务有限公司
开　　本	710 mm×1000 mm　1/16
印　　张	12.25
字　　数	245 000
版　　次	2020 年 11 月第 1 版　　2020 年 11 月第 1 次印刷
书　　号	ISBN 978-7-5608-9623-6

定　　价　98.00 元